0～3岁婴幼儿
托育服务专业人才供需状况与优化配置研究

杨丽　等◎著

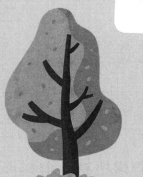

北京师范大学出版集团
BEIJING NORMAL UNIVERSITY PUBLISHING GROUP
北京师范大学出版社

图书在版编目(CIP)数据

0～3岁婴幼儿托育服务专业人才供需状况与优化配置研究 / 杨丽等著. —北京：北京师范大学出版社，2023.10
ISBN 978-7-303-29084-0

Ⅰ. ①0… Ⅱ. ①杨… Ⅲ. ①婴幼儿－哺育－人才需求－研究－中国②婴幼儿－哺育－从业人员－优化配置－研究－中国 Ⅳ. ①R174

中国国家版本馆 CIP 数据核字(2023)第 076291 号

图书意见反馈：gaozhifk@bnupg.com 010-58805079
营销中心电话：010-58806880 58801876
编辑部电话：010-58807468

出版发行：北京师范大学出版社 www.bnupg.com
北京市西城区新街口外大街 12-3 号
邮政编码：100088
印　　刷：唐山玺诚印务有限公司
经　　销：全国新华书店
开　　本：787 mm×1092 mm 1/16
印　　张：10.75
字　　数：220 千字
版　　次：2023 年 10 月第 1 版
印　　次：2023 年 10 月第 1 次印刷
定　　价：35.00 元

策划编辑：王　超　　　　责任编辑：薛　萌
美术编辑：焦　丽　　　　装帧设计：焦　丽
责任校对：陈　民　　　　责任印制：马　洁

前　言

改革开放以来，我国0～3岁婴幼儿托育事业经历了国家重视恢复振兴（改革开放至20世纪80年代中期），托儿所逐渐萎缩、儿童照顾责任回归家庭（20世纪80年代末至2010年），公益普惠性领航、推动早期教育发展（2010年至今）三个重要阶段。①

近年来，随着我国经济的快速发展，0～3岁婴幼儿早期教育问题逐渐成为社会热点，相关政策不断出台，儿童早期发展工作迎来难得的机遇与更大的挑战。2019年5月，国务院办公厅印发《国务院办公厅关于促进3岁以下婴幼儿照护服务发展的指导意见》（国办发〔2019〕15号，以下简称《意见》）。《意见》指出，要以习近平新时代中国特色社会主义思想为指导，坚持以人民为中心的发展思想，以需求和问题为导向，推进供给侧结构性改革，建立完善促进婴幼儿照护服务发展的政策法规体系、标准规范体系和服务供给体系，充分调动社会力量的积极性，多种形式开展婴幼儿照护服务，逐步满足人民群众对婴幼儿照护服务的需求。2021年9月，《中国儿童发展纲要（2021—2030年）》提出，要"积极发展公益性、普惠性的儿童综合发展指导机构，以幼儿园和社区为依托，为0～3岁儿童及其家庭提供早期保育和教育指导"。随着国家三孩政策的出台，家长对孩子接受高质量、专业化早期教育的需求更加迫切，我国0～3岁婴幼儿托育工作也得到了空前的发展，0～3岁婴幼儿早期教育已经得到越来越多的重视与认同，展现出越来越广阔的市场前景。但0～3岁婴幼儿早期教育的快速发展与专业人才能力水平发展存在着较大的差距，缩短这个差距需要高素质的托育专业人才，才可以满足家长对早期教育的质量需求。经调研了解，家长、各托育机构、早期教育行业渴求"热爱教育事业、养育理念科学、技能全面、沟通能力强"的专业人才。相关政策也多次提出要加快培养0～3岁婴幼儿托育服务专业人才。这是一个专业化的职业，它是一种"具备经过严格而持续不断的研究才能获得并维持专业知识和专门技能的公共业务"（联合国教科文组织《关于教师地位的建议》）。

在我国，这样的专业知识和专门技能的学习主要通过职前培养进行。目前，从0～3岁早期教育整体的发展趋势来看，养育科学发展理念及师资发展潜力和市场走势明朗，市场前景较好。相关政策的出台后国家投入巨大，而托育机构的增加，

---

① 洪秀敏、陶鑫萌：《改革开放40年我国0～3岁早期教育服务的政策与实践》，载《学前教育研究》，2019(2)。

需要我们培养更多具备科学养育理念、品行高尚、能力超群的托育服务专业人才。一方面要有计划地鼓励包括职业院校在内的各级院校增设、扩建与婴幼儿托育有关的专业和课程，加快培养婴幼儿服务等方面的专业人才；另一方面要有针对性地对托育服务人员进行专业培训，保证他们能够取得相应的职业资格证书，确立其专业身份与社会地位和晋升通道。21 世纪以来，特别是党的十八大后，教育部积极推进职业教育标准体系建设，先后发布了包括专业目录、专业教学标准、专业简介等内容的职业教育国家教学标准。结合《职业教育专业目录（2021 年）》《职业教育专业简介（2022 年修订）》中涉及的托育类专业，如早期教育专业、婴幼儿托育服务与管理专业、婴幼儿发展与健康管理专业，本书通过研究 0～3 岁婴幼儿托育服务专业人才培养模式相关问题，从专业培养目标、专业内涵、教学内容等方面思考职前托育服务专业人才的培养，以期解决新时代背景下 0～3 岁婴幼儿托育服务专业人才需求问题。本书适合高职高专院校托育类相关专业师生及托育机构的教育医务工作者阅读、参考，对托育类相关专业的专业建设具有较强的实用性。

本书由教育部人文社会科学研究一般项目《0～3 岁托育服务专业人才供需状况与优化配置研究》（20YJA880069）基金资助及贵阳幼儿师范高等专科学校学术著作出版基金资助。第一章阐述 0～3 岁婴幼儿托育服务在社会发展背景下的时代使命，由杨蕊绮撰稿；第二章、第三章分别针对 0～3 岁婴幼儿托育服务专业人才需求和人才供给作现状调研和影响因素分析，由陈婉舒、李晓芳撰稿；第四章在调研分析基础上释义 0～3 岁婴幼儿托育服务专业人才供需优化配置的理论建构，由程天宇撰稿；第五章针对 0～3 岁婴幼儿托育服务专业人才供需优化配置进行实践层面的探索，由杨丽撰稿。在此过程中，得到了重庆师范大学魏勇刚教授的悉心指导，在此深表感谢。同时，基础数据调研及资料提供得到贵阳幼儿师范高等专科学校、重庆幼儿师范高等专科学校、铜仁幼儿师范高等专科学校、合肥幼儿师范高等专科学校、内蒙古幼儿师范高等专科学校、川北幼儿师范高等专科学校、徐州幼儿师范高等专科学校等兄弟院校的大力支持，附录中的人才培养方案的来源得到贵阳幼儿师范高等专科学校婴幼儿托育服务与管理专业、早期教育专业的倾情贡献，在北京师范大学出版社和贵阳幼儿师范高等专科学校的支持下整部著作得以出版，在此表示诚挚的感谢。由于本书所涉面广，著者才疏学浅，内容难免会有疏漏和欠妥之处，敬请读者指正和赐教。

杨 丽

2023 年 2 月 10 日

目　录

第一章

0～3 岁婴幼儿托育服务的时代使命

Chapter One

第一节　0～3 岁婴幼儿托育服务的机遇与责任

脑科学和发展心理学研究表明，儿童出生后最初的 1000 天是大脑发育最迅速的阶段，确保儿童在这个关键时期的发展至关重要。意大利儿童教育家玛利亚·蒙台梭利认为人出生后头三年的发展程度超过一生中的任何阶段，头三年的发展对其今后的人生有不可替代的作用。我国著名儿童教育家陈鹤琴也曾强调幼稚期之于人生成长的重要性。人口发展是关系国家、民族的大事，随着社会和科学的不断发展，百姓需求的不断提高，早期教育越来越受到人们的关注和重视。

鉴于人们对于目前市场上"托育""托幼""托育机构""托幼机构"说法不一的情况，本书在此就该问题做统一界定。"托育"是面向 0～3 岁婴幼儿，由养育者托付给他人或机构代为养育照顾。"托育机构"是经有关部门登记、卫生健康部门备案后为 3 岁以下婴幼儿提供全日托、半日托、计时托、临时托等托育服务的机构。目前国内各地施行的婴幼儿托育机构管理暂行办法中，托育机构特指在本行政区域内，由社会组织、企业、事业单位或个人举办的具有 0～3 岁婴幼儿照护服务功能的机构。近年来，因社会变迁及家庭结构的改变，过去 0～3 岁婴幼儿主要是以母亲为主的家庭养育方式，现在则可以根据需要选择由托育机构部分承担，以缓解母亲工作与养育之间的矛盾。截至 2023 年 10 月 2 日，在国家卫生健康委员会（以下简称"卫健委"）托育机构备案信息系统备案的托育机构已有 31473 家，这些托育机构均明确涵盖托育服务项目。

"托幼"是面向 0～6 岁婴幼儿，以 3～6 岁幼儿为主实施的保教活动。"托幼机构"一般指幼儿园、托儿所，是专门照顾和培养婴幼儿生活能力的地方，包括公共场所中因父母不在而由受过训练的服务人员临时照顾婴幼儿的地方。基于婴幼儿发展的系统性，政府、学者提出"托幼教育一体化"，这对我国制度化的学前教育来说是一项划时代的举措，意味着学前教育以 3 岁为界、由卫生和教育两个主管部门分而治之的情况开始发生变化，即教育行政部门开始涉足"0～3 岁早教"。由此，对 0～3 岁婴幼儿早期发展的关注、对家长的早期教育指导成为教师专业素养的新要求，这也表明 3 岁之前的早期教养进入了专业化教育的范畴。

《国务院办公厅关于促进 3 岁以下婴幼儿照护服务发展的指导意见》（国办发〔2019〕15 号，以下简称《意见》）指出，3 岁以下婴幼儿照护服务是生命全周期服务管理的重要内容，发展 0～3 岁婴幼儿照护服务的重点是为家庭提供科学养育指导，并对确有婴幼儿照护困难的家庭提供必要的服务。基于现状调研及问题解决，本书针对 0～3 岁婴幼儿托育服务专业人才供需状况与优化配置进行相关研究。

一、0～3 岁是人生的重要开端

蒙台梭利曾说："人生的头三年胜过以后发展的各个阶段，胜过 3 岁以后至死亡时的总和。"[①]"人生的头三年"之所以如此重要，是因为 0～3 岁是婴幼儿身心发展最为迅速的时期，婴幼儿的感知觉、动作、语言、社会性和情绪等都在这个阶段发育成长，共同影响着婴幼儿的身心发展。

（一）感知觉

感觉是信息与人的感觉器官的相互作用，是人脑对客观事物个别属性的反映。知觉是人脑对客观事物整体属性的反映，是对感觉内容的解释。感知觉的发展不仅利于婴幼儿认识周围世界，而且也为今后思维、记忆等心理现象的发展奠定基础。

1. 感觉

婴幼儿的感觉主要包括视觉、听觉、触觉、味觉和嗅觉。视觉是 0～3 岁婴幼儿获取外部信息最直接的方式，是婴幼儿认识世界重要的感觉通道，0～3 岁婴幼儿的视觉发展主要表现在视觉集中能力、视敏度和颜色视觉等方面；在听觉上，新生儿对语音较敏感，能较快熟悉照护者的声音；触觉是胎儿时期就已获得的感觉，他们通过口腔和手的触觉来探索和认识周围世界；在嗅觉上，胎儿 6 个月大时具有嗅觉功能，面对不同的气味，会表现出不同的反应；在味觉上，胎儿 8 个月时就具有味觉能力，出生时已具备完整的味觉功能，所以他们能分辨不同的味道，对不同的味道会产生不同的表情。

2. 知觉

婴幼儿的知觉主要包括空间知觉和时间知觉。在空间知觉中，形状知觉是对物体轮廓及其细节的知觉；大小知觉是对物体的长短、物体的面积和体积等方面的知觉；方位知觉是指对自身或物体所处空间位置的反映[②]，新生儿已具备初步的方位知觉；深度知觉是对立体物体或两个物体前后相对距离的知觉[③]，0～3 岁婴幼儿有一定的深度知觉，但并不精确，随着婴幼儿年龄的增长，深度知觉会不断发展。在时间知觉上，0～3 岁婴幼儿对时间的感知是有困难的，相对其他知觉而言，对时间的感知发展较慢，主要依靠事物的变化和生活事件而逐步发展。

（二）动作

动作是个体肢体、肌肉、骨骼、关节协同活动的模式。动作是人类个体最基本的发展领域，对儿童发展十分重要。0～3 岁婴幼儿动作主要包括粗大动作和精细动作。

1. 粗大动作

婴幼儿粗大动作的快速发展是在其出生后的第一年。但在不同阶段，大动作的发展是有差异的：婴儿在 0～1 岁时，以躺、爬、站等移动运动为主；幼儿在 1～2

---

① 周念丽：《0～3 岁儿童心理发展》，4 页，上海，复旦大学出版社，2017。
② 同上。
③ 刘金花：《儿童发展心理学》，76 页，上海，华东师范大学出版社，2013。

岁时，从移动运动逐步过渡到基本动作技能，如走、滚、踢等；2~3岁的幼儿以发展运动机能为主，并向各种动作均衡发展，如曲线走、倒走、障碍跑、向前跳、投掷等。

2. 精细动作

0~3岁是婴幼儿精细动作发展的重要时期，主要包括抓握、双手协调和手眼协调等动作。抓握动作的发展呈现出由无意抓握到随意抓握、由手掌的小拇指侧抓握到大拇指侧抓握、由不成熟的抓握模式到成熟的对指抓握、由抓握物体到放开物体等规律；双手协调动作包括折、撕、剪、画等需双手配合的操作动作，随着婴幼儿年龄的增长，他们双手的配合能力越来越好，如能尝试用双手协作来用勺进餐，能双手配合将线穿进扣眼中，能洗手、擦脸，能双手配合穿鞋、拉拉链等；手眼协调动作是婴幼儿在抓握动作发展过程中逐步形成的，如能用手指捏物体、能尝试画画、翻书等，手眼协调是精细动作发展的关键，需在婴幼儿能看清物体、分辨物体位置的情况下，才能得以发展。

（三）语言

语言包括前语言阶段和语言阶段。前语言阶段指婴儿从出生到第一个具有真正意义的词产生之前的这个时期(0~12个月或0~18个月)。1~3岁的幼儿进入语言发展阶段，语言感知、发音、表达与交流能力较前语言阶段得到进一步发展。儿童语言的发展包括发音、词汇、句法和口语表达能力。

（四）社会性

1. 个体发展

个体发展包括气质和自我意识。0~3岁婴幼儿的情绪性、对陌生人的态度，或者对环境适应能力的表现各不相同，说明个人特点从儿童时期就开始展现，这就是"气质"。0~3岁婴幼儿就已具备稳定的气质，但也会受到环境、教育等外部因素影响。自我意识是婴幼儿将自己作为认识社会关系主体的内省过程，主要包括自我观察、自我监督、自我体验、自我评价等。婴幼儿自我意识的完整性离不开"主我"和"客我"。在婴儿早期，他们分不清自我和客体；直至1~2岁时，幼儿才认识自己的身体，并意识到身体的感觉，2岁时幼儿开始能把自己当作主体去认识。

2. 社会关系

0~3岁婴幼儿的社会关系主要包括亲子关系和同伴关系。在亲子关系上，婴幼儿与照料者之间形成的"依恋"是最早形成的社会关系，是一种情感联系，是婴幼儿与主要抚养者之间形成的一种积极的情绪情感联结，在一定程度上会影响婴幼儿的社会性发展。同伴关系则与亲子关系不同，同伴双方在生理发展、社会交往等方面的水平大致相当，所以同伴关系是一种平等交往，与亲子关系有本质上的差别。同伴交往有利于0~3岁婴幼儿形成良好的社会适应、形成积极的情感，有利于其认知能力、自我评价和自我调控系统的发展。

（五）情绪

婴幼儿的情绪包括对情绪的理解、情绪的表达和社会情绪。在对情绪的理解上，0～3 岁婴幼儿主要通过面部表情、声调、行为表情等理解人的情绪，不同年龄阶段的婴幼儿对情绪的理解和解读水平不同，但随着婴幼儿年龄的增长，对情绪的理解程度会逐渐加深。在情绪的表达上，婴幼儿会通过微笑、哭泣等面部表情，以及拍手、摆手等动作或口头语言来表达自身情绪。婴幼儿的社会情绪包括婴幼儿自身的快乐、愤怒、悲哀、恐惧等自我情绪，以及嫉妒、同情等他人情绪。

二、0～3 岁婴幼儿托育服务的制度与政策保障

（一）中国的托育制度与政策保障

托育服务的政策保障与当下的社会发展背景息息相关。从 1949 年中华人民共和国成立至"文化大革命"前，中国的国家建设需要大量劳动力，女性逐渐离开家庭进入工作职场，婴幼儿的照护就成为家庭的一大问题，引起了政府的重视，相继出台了一些政策支持托育服务的发展。但在"文化大革命"时期，托育服务的发展进入低谷，直至 20 世纪 70 年代后期才开始恢复。随着托育行业的发展，国家开始统筹引领，建立、健全托育服务政策法规体系，发展普惠性托育机构，提升婴幼儿照护服务水平（见表 1-1）。如《意见》中就强调"政策引导，普惠优先"，将建立、健全婴幼儿照护服务政策法规体系和标准规范体系设为发展目标，全方位提高婴幼儿照护质量。

表 1-1　20 世纪 70 年代至今部分托育服务相关政策文件

序号	时间	文件名称	适用范围
1	1979 年	《1979 年国务院政府工作报告》	国家
2	1980 年	《城市托儿所工作条例（试行草案）》	国家
3	1981 年	《三岁前小儿教养大纲（草案）》	国家
4	1981 年	《关于两个会议情况及 1981 年妇联工作要点的报告》	国家
5	1987 年	《关于明确幼儿教育事业领导管理职责分工请示》	国家
6	1992 年	《九十年代中国儿童发展规划纲要》	国家
7	2001 年	《中国儿童发展纲要（2001—2010 年）》	国家
8	2003 年	《关于幼儿教育改革与发展的指导意见》	国家
9	2008 年	《上海市 0～3 岁婴幼儿教养方案（试行）》	地方
10	2008 年	《福建省 0～3 岁儿童早期教育指南（试行）》	地方
11	2010 年	《国家中长期教育改革和发展规划纲要（2010—2020 年）》	国家
12	2011 年	《中国儿童发展纲要（2011—2020 年）》	国家
13	2012 年	《教育部办公厅关于开展 0～3 岁婴幼儿早期教育试点工作有关事项的通知》	国家
14	2013 年	《南京市 0～3 岁婴幼儿早期教养指南（试行）》	地方

续表

序号	时间	文件名称	适用范围
15	2014 年	《青岛市 0～3 岁婴幼儿教养指导纲要（试行）》	地方
16	2014 年	《南京市 0～3 岁婴幼儿保育机构设置管理暂行办法》	地方
17	2014 年	《南京市 0～3 岁婴幼儿保育机构设置基本标准（试行）》	地方
18	2017 年	《南京市 0～3 岁婴幼儿早期发展工作提升行动计划（2017—2020 年）》	地方
19	2019 年	《国务院办公厅关于促进 3 岁以下婴幼儿照护服务发展的指导意见》	国家
20	2019 年	《托育机构设置标准（试行）》	国家
21	2019 年	《托育机构管理规范（试行）》	国家
22	2021 年	《关于优化生育政策促进人口长期均衡发展的决定》	国家
23	2021 年	《职业教育专业目录（2021 年）》	国家
24	2021 年	《中国儿童发展纲要（2021—2030 年）》	国家
25	2021 年	《托育机构保育指导大纲（试行）》	国家
26	2022 年	《托育机构负责人保育人员培训大纲（试行）》	国家
27	2022 年	《托育从业人员职业行为准则（试行）》	国家
28	2023 年	《关于促进医疗卫生机构支持托育服务发展的指导意见》	国家

（二）国外的托育制度与政策保障

从 20 世纪开始，有些国家已经开始关注和制定托育服务政策，所以目前其托育服务政策相较我国而言较为完善，如美国、英国、澳大利亚、日本等国家。

1. 美国

（1）政策目标

促进婴幼儿保育与教育的发展，附带社会和文化目的。

（2）政策法规

关注社会问题，强调以儿童为本、教育公平。

（3）政策保障

美国历经第二次世界大战、经济危机、民权运动、妇女运动、贫困宣战运动后，为了维护社会稳定，联邦政府支持发展托育服务，并逐步扩大范围，将社区纳入其中，实现了全民参与。为推动托育服务发展，美国制定了许多政策与计划，例如：1965 年的"开端计划"，主要为贫困婴幼儿提供托育及其他服务；1994 年主要针对 3 岁以下婴幼儿和孕妇的"提前开端计划"；1997 年的《残疾人教育法修订案》规定，要为残疾婴幼儿及其家庭提供服务；2005 年全美幼儿教育协会建立了质量认证体系，开始对托育机构开展监督和评估。

2. 英国

（1）政策目标

提倡教育公平和儿童平等。

（2）政策法规

关注托育质量、扩充师资、增强父母参与。

（3）政策保障

由于工业革命和第二次世界大战，英国生产力的发展在一定程度上影响了托育，使其开始具备社会服务性质。1918 年《费舍教育法》、1933 年《哈多报告》、1944 年《巴特勒法案》等逐步明确对 0～5 岁婴幼儿的教育。1998 年开展"确保开端"项目，为处境不利的婴幼儿家庭提供帮助，保障这部分婴幼儿接受早期教育；1998 年《应对保育挑战》的绿皮书里强调保育和教育的一体化；2004 年《儿童法案》和 2006 年《儿童保育法案》从法律上明确了保教一体化；2008 年英国颁布《早期教育阶段法定框架》，正式确立了英国 0～5 岁保教一体化的教育模式。此后，英国的托育服务始终以保教一体化为发展方向。

3. 澳大利亚

（1）政策目标

帮助家长可以外出工作、为婴幼儿提供短暂的照护、支持困境中的家庭。

（2）政策法规

关注资金支持、早期教育质量。

（3）政策保障

澳大利亚托育服务的对象是 0～5 岁的婴幼儿，不仅为其提供保育和教育，也为家长提供育儿指导服务。19 世纪末至第二次世界大战时期，澳大利亚的托育服务多数具备慈善性质；第二次世界大战后至 20 世纪 90 年代，联邦政府开始介入，如 1972 年的《儿童保育法案》，政府明确了对婴幼儿保育的义务；1983—1990 年联邦政府规定提供婴幼儿保育服务被视为社会工资的一部分；2009 年建立了《儿童早期教育和保育国家质量框架》。

4. 日本

（1）政策目标

尝试以优质的托育服务，增强国民结婚、生育的意愿。

（2）政策法规

关注托育服务体系的系统性、围绕"少子化"问题。

（3）政策保障

日本托育服务的对象是 0～5 岁儿童，并且与服务 3～5 岁幼儿的幼稚园并行。日本与其他几个国家不同，它对托育服务的定位以保育为主。第二次世界大战后，日本的经济得到恢复与发展，民众对托育服务的需求增大，保育所快速增加。1947 年的《儿童福祉法》，托育机构的名称统一定为"保育所"，随后颁布《儿童福祉设施最低基准》，规定了保育所的设施、师资等方面的最低标准。20 世纪末，由于生活压力及观念的转变，日本年轻人倾向于不婚、晚婚或少生，导致日本面临"少子化"现状。此后，日本为解决"少子化"问题，颁布了一系列政策，尝试以优质的托育服务增强民众结婚、生育的意愿，如提出建立认定儿童园，将保育和教育结合，实行"幼保一体化"。

(三)域外经验与启示

1. 坚持保教一体，做好多方共育

前文指出，0～3岁是婴幼儿身心发展最迅速的时期，婴幼儿的感知觉、动作、语言、社会性和情绪等在该阶段共同影响着婴幼儿的身心发展。美国、英国、澳大利亚和日本的托育制度显示，一方面托育不能局限在婴幼儿吃饭、如厕、盥洗等保育行为上，也需重视教育，如通过"打地鼠"训练婴幼儿的手眼协调、通过乐器训练婴幼儿听觉等，坚持保教一体；另一方面需要促进托育机构、家长、社区的合作共育，扩大保教一体的有效性，如托育机构、社区可通过视频、图书、主题讲座、交流等形式提供指导，让父母了解一些专业知识，知晓教育过程的大致方向，实现多方共育。

2. 他山之石，明确我国托育服务发展方向

托育服务的发展方向影响着政策的制定与落实，明确发展方向是首要任务。美国、英国、澳大利亚和日本四国因文化、社会发展、经济水平等方面的不同，其托育服务的发展方向各有偏重，如美国和英国关注教育公平，澳大利亚和日本更具服务社会的性质，各国根据不同的发展方向制定了一系列政策，逐渐探索出适合本国的、具备国家特色的托育服务发展路径。我国需借鉴各国有益经验，根据实际情况明确托育服务的发展方向和具体措施。如国家当下推行三孩政策，一些家庭未来将要面临养育三个孩子的家庭压力，我国托育服务需考虑这个实际情况，在坚持以婴幼儿为本的教育理念下，充分发挥服务社会的功能，这是我国托育服务的首要发展方向。

3. 完善托育服务政策制度，推动法律法规的制定

托育服务的发展离不开政策的引领和法律法规的监督。在美国、英国、澳大利亚和日本四国托育服务的发展历程中，都相继出台了相关法律法规。自中华人民共和国成立以来，我国托育服务先后经历了两个低谷期，严重影响了托育服务的发展进程。虽然近五年国家出台了多项导向性政策，目的在于推动托育服务行业的规范化发展，但在地区层面还有多数省份尚未出台具体实施细则，新政策能否满足人民群众对婴幼儿照护和教育的需求还有待时间的检验。上海市作为全国第一个出台地方性指导意见及标准的城市，成为3岁前婴幼儿托育机构规范化发展的探路者，其所做的尝试推动了婴幼儿教养工作水平和家庭教育指导水平的提高，也促进了本地托幼一体化的发展。我国出台的相关政策基本属于引领性文件，不属于法律法规，缺乏强制性，影响对托育机构的监管。随着三孩政策的推行，托育服务行业快速发展，需要更为完善的政策及法律法规来规范、监管、引领托育机构，才能营造健康良好的行业环境。

三、0～3岁婴幼儿托育服务的发展趋势

(一)国家和政府

1. 继续制定和完善相关政策，凸显公益性和教育公平

托育机构的设立最初是为了解放女性劳动力，让女性能外出工作，所提供的照护婴幼儿服务本身具有一定的公益性。同时，托育服务是婴幼儿发展的良好开端，不管是特殊儿童还是贫困儿童都享有受教育的权利，托育服务也应关注教育公平，这是世界各国共同提倡的，如美国、英国的托育政策都体现了教育公平理念。托育服务不能脱离公益性与教育公平，我国在《意见》中提到"大力推动婴幼儿照护服务发展，优先支持普惠性婴幼儿照护服务机构"。普惠性婴幼儿照护服务机构一般是指面向大众收费较低的且接受政府定价和监管的机构，像普惠性幼儿园。如果普惠性与非营利性的界限不明确，就如普惠性幼儿园一样，即可能涉及深层次的产权法律问题，国内的某些省市已经将普惠性幼儿园定性为非营利性幼儿园，这种界定也可能会影响未来托育机构进入的积极性。因此，国家和政府在托育服务的未来发展中，为坚持公益性，凸显教育公平，保障所有儿童有均等的受教育机会，需要继续研究、制定、完善相关政策，让托育服务面向所有儿童，使其均等的受教育机会。

2. 关注城乡差异化发展，针对性发展托育服务

无论城市还是农村，工作是家庭的主要收入来源，父母外出工作必然无力亲自照料儿童，家庭自然有一定的托育需求。由于我国城乡发展差异，经济、文化、教育等方面的资源分配不均衡，在托育服务的未来发展中，城市托育将会通过不断扩大规模、提高质量来满足父母的需求；农村托育将从父母的观念、教养意识入手，通过地方政府宣传引导、开办托育试点、邀请托育专家入村指导等方式，提升父母对婴幼儿保育和教育的重视，从整体上提高农村地区对婴幼儿照护服务的意识，促进农村地区托育服务发展。

(二)高校

1. 增设婴幼儿托育类专业，扩大招生范围

2021年3月教育部印发的《职业教育专业目录(2021年)》完成了对我国中高职院校的19个专业大类、97个专业类、1349个专业的更新修订，进一步完善了专业设置。目前，托育机构的在岗教师多为学前教育专业毕业学生，少数毕业于早期教育专业和婴幼儿托育服务与管理专业，人员专业性与其岗位需求还存在较大差距。考虑到当前托育服务和婴幼儿照护服务的现实需求，新目录与时俱进，在中职设置了婴幼儿托育专业(专业代码：720803)、母婴照护专业(专业代码：790305)、幼儿保育专业(专业代码：770101)，高职阶段设置了婴幼儿托育服务与管理专业(专业代码：520802)、早期教育专业(专业代码：570101K)，在职业教育本科阶段设置了婴幼儿发展与健康管理专业(专业代码：320802)，实现了"中—高—本"婴幼儿托

育类专业全覆盖，这也为人才培养提供了专业基础。截至2023年10月，新专业目录设置仅2年半，开设相关专业的职业院校非常少，学生数量也少，面对快速发展的托育服务行业，人才短缺成为待破解的关键问题。未来，各职业院校会逐步增设婴幼儿托育类专业，同时扩大招生人数和生源范围，满足托育服务行业对人才的需求。

2. 以立德树人为根本任务，规范自身行为

托育机构多属民办性质，师资来源复杂，入职门槛不高，不能保证教师具备良好的职业道德规范，会出现不专业、不规范，甚至有恶劣影响的行为，影响婴幼儿的身心发展，这也是当下家长对托育机构的担忧之一。为解决家长的担忧，高校在未来对学生的培养中将结合思政课程，以立德树人为教育的根本任务，坚持德育为先，在教学中不断提升学生思想水平、道德品质、文化素养，以教师职业道德标准规范自身行为，使学生认识到托育服务人员在育人过程中应当具备的素养及应当遵循的行为准则，并认同职业道德规范的重要性。

3. 聘任一线教师，开展校企合作

托育服务行业具备较强实践性，使得学生的学习不能仅仅局限在学校，他们必须走出去，多看、多做、多积累经验，在实践中真实地了解托育机构和托育服务人员岗位的实际情况并得到锻炼。因此，各高校在未来的培养过程中，一是聘任托育机构的负责人和一线教师进校上课，或者组织座谈与专题讲座，让学生了解课本外的知识；二是重视学生的实习，将其安排在托育机构或托儿班，并和托育机构或托儿班建立长期、稳定的校企合作关系。在合作中，实习学生要辅助教师工作，利于其工作的有效开展，托育机构等用人单位也能了解实习学生的专业水平，为其招聘托育服务人员提供预先了解和试用的机会。

（三）托育机构

1. 以政策制度为引领，促进规范化发展

托育机构发展迅速，数量多且种类丰富，为保障托育机构的服务质量需有一定的规范标准引领其发展。目前，国家和地方通过制定一系列政策来规范托育机构的发展，如2019年卫健委颁布的《托育机构设置标准（试行）》和《托育机构管理规范（试行）》、2014年南京市出台的《南京市0～3岁婴幼儿保育机构设置基本标准（试行）》（宁人口计生委〔2014〕42号），从场地、设施、人员配备等方面提出了规范性要求，并明确了托育机构在收托、保育、健康、安全等方面的管理要求。政府政策的制定与颁行，让托育机构的设置、管理有了可资参照的标准，当然，托育服务行业的迅猛发展也会产生新的问题，如何进一步推动托育行业的规范化、高质量发展及为婴幼儿提供更好的学习和成长环境，将成为新的时代命题。

2. 有效利用多方资源，形成合作共育

我国的社区是按地理位置划分的居住区，是人们共同生活的公共环境，社区的文化、基础设施、公共服务影响着身居其中的每个人的生活质量和水平。为应对迅

速上涨的托育服务需求，仅依靠市场中的托育机构有一定难度，今后，社区将作为重要组织单元逐步纳入托育服务管理系统，为居民提供托育服务。社区的深度参与，有助于构建基于家庭、托育机构、社区三方合作共育的服务模式，不仅能满足家长的托育需求，提高社会整体托育质量与水平，也能更好地促进婴幼儿的健康发展，成为托育服务高质量发展的有力支撑。

（四）家长

1. 转变传统观念，主动参与其中

随着早期教育科学育儿观念的宣传与托育服务的蓬勃发展，城市中的大部分家长会提高对托育机构和从业人员的期待和要求，农村地区的家长将在地区政府的宣传、引导下，了解托育及育儿知识，转变观念，提升教养意识和能力，逐步打消对托育的质疑和排斥，在思想上认可托育对婴幼儿发展的价值，愿意参与其中。农村地区家长对托育的接纳，将促进农村托育服务的发展，有利于提升农村地区婴幼儿受教育的水平。

2. 多渠道获取育儿知识，形成科学育儿观

家庭是婴幼儿生活和学习的重要的场所，家长是婴幼儿的启蒙教师，所以家庭关系、物质环境、家长教养意识和能力都对婴幼儿的发展具有重要作用。随着国家、社会对托育的重视及信息技术的发展，家长能通过书籍、讲座、交流论坛等线上、线下相结合的方式获取育儿知识，将逐步增强自身科学育儿观，利于婴幼儿的身心健康发展。

第二节　0～3岁婴幼儿托育服务的现实问题与挑战

一、托育服务存在的问题

（一）市场管理缺失

1. 专门性法律缺失

法律法规是促进市场管理规范化的前提。法律法规具备一定的强制性，能有效约束托育市场，利于托育机构有序发展。世界各国都曾出台相关法律法规，如美国的《儿童保育法案》、英国的《儿童法案》，日本的《儿童福利法》等，都对早教的发展有积极作用。目前，我国出台了一系列政策文件规范托育机构的发展，如《意见》《托育机构设置标准（试行）》《托育机构管理规范（试行）》《托育机构保育指导大纲（试行）》《国卫人口发〔2021〕2号）等，意见或标准为托育机构的规范化运营及保育工作提供了方向指导和标准依托。2021年新修订的《中华人民共和国人口与计划生育法》中第四十一条赋予卫生健康部门执法权，从而规范管理托育机构和从业人员，如"托育机构违反托育服务相关标准和规范的，由卫生健康主管部门责令改正，给

予警告"。现行事关婴幼儿权益保护的法律法规主要镶嵌于其他法律条文中,如《义务教育法》《学前教育法(草案)》等,没有专门性的法律来保障婴幼儿早期教育学段的合法权益。面对蓬勃发展的国内托育市场和高涨的婴幼儿托育需求,对该学段的法律研究必不可少。

2. 管理规范不完善

2019年卫健委出台了《托育机构管理规范(试行)》,对托育机构的备案、收托、保育、健康、安全、监督等方面的管理提出了规范化要求,同时要求地方行政部门以此为依据制定具体实施办法。时至今日,仅部分省、自治区、直辖市按照要求执行,如《浙江省托育机构管理办法(试行)》《广西托育机构设置与管理实施办法(试行)》《福建省托育机构管理规范实施办法(试行)》等,不仅开展试行的省份有限,而且相关管理规范的具体内容仍有诸多不完善的地方,需要进一步细化落实。如各地文件对收费问题,均提到要"建立信息公开制度,定期公示收费项目",由于托育机构业务种类繁多,如全日托、半日托、计时托,托育费用不一,收费形式也不固定,有按课时收费的,也有按学期和年度收费的,更有部分托育机构为追求经济效益,以课程质量高、托育服务好等噱头提高收费标准,使得各个托育机构之间收费差距大。考虑到各地区经济发展水平不一,制定统一的收费标准并不现实,但应有具体的指导性意见以避免出现"乱收费"现象。

3. 监督、管理和评价机制执行难

科学健全的监督、管理和评价机制是完善市场管理的重要手段,不仅能落实政府各部门的责任,避免出现问题无对应部门解决的情况发生,并且有利于托育机构正常有效地运行,保障托育质量,这需要政府和托育机构双方的重视。目前,政府对托育机构的监督、管理和评价机制有待进一步完善,托育机构的环境是否合规、是否适合婴幼儿及保教工作、是否有违规现象等问题都需要具体职能部门的监督、管理和评估。虽然托育机构在成立之初都会建立本机构的规章管理制度,但能否严格执行令人存疑,尤其对教师保教行为的监督和管理缺乏定期规范的评估。监管和评估需要动用一定的人力、物力、财力,各地政府机构是否有充足的资源和意愿开展监管与评估,不得而知;而实际上多数托育机构人员不足、收支捉襟见肘,托育机构内部自我监管和评估一直处于真空状态。受利益的驱使和残酷的市场竞争,求生存、扩规模就成为经营者的主要动力,易造成许多工作即便出现错误也未及时应对,如设施设备不完善却不及时补充、场地未达标仍投入使用等。长此以往,婴幼儿的安全和托育质量无法得到保障,家长的后顾之忧无法得到解决,这在一定程度上影响了托育服务水平和托育质量。

4. 客观备案难,主观备案少

管理部门职责清晰明确是市场规范化管理的有力保障,便于对托育机构开展监督管理,尤其有问题发生时,能迅速找到对应部门解决,避免推诿扯皮,以保障托

育机构的有效运行。目前，托育机构的设置与管理已明确由当地卫生健康部门负责，解决了过去托育机构归口管理混乱的局面，如《托育机构管理规范（试行）》中规定托育机构向有关部门登记后，应在所在地的县级以上卫生健康部门备案并提交证明材料，包括《食品经营许可证》等。首先，虽然很多早教中心或亲子园都有托育和托班业务，但如果按照现行托育机构要求备案，通过者不会多；其次，备案对消防的要求较高，对于经营者来讲耗钱费力，难以通过。目前，通过国家系统备案的托育机构数量不多，究其原因，还在于经营者主观备案的意愿不高，原因有三：一是备案成本高，要备案必须满足场地的要求，符合场地条件，选址就必须谨慎；二是检查多，备案后就必须接受各种部门检查，麻烦也会多；三是家长不重视，家长并不关心托育机构是否备案，只关心服务质量。

（二）托育服务专业人才质量不佳

1. 混淆托育类专业与早期教育专业，早期教育专业可借鉴经验少

在我国，早期教育专业开设已有一段时间，积累了一定的人才培养经验，当前开设早期教育专业的院校仍然不多且培养层次以高职高专为主。随着托育服务行业的快速发展，早期教育专业无法承担起"托育"重任，具有对口性的新专业应运而生——婴幼儿托育类专业。《职业教育专业目录（2021 年）》对托育类专业进行了更新和修订，包括中职层面的幼儿保育专业、母婴照护专业，高职层面的婴幼儿托育服务与管理专业、早期教育专业及职业本科阶段的婴幼儿发展与健康管理专业，形成了"中—高—本"的有效衔接，为婴幼儿托育服务的高质量发展奠定了专业基础。早期教育和婴幼儿托育服务与管理两个专业都是面向 0～3 岁婴幼儿，但早期教育侧重于教育，以促进婴幼儿全面发展，属于教育类专业；婴幼儿托育服务与管理专业侧重于婴幼儿的生活照料及机构日常管理，教育为辅，属于健康管理与促进类专业。两者虽有相同之处，但相异点更多，所以早期教育专业可借鉴经验并不多。

2. 专业标准不清晰，影响人才培养规格

托育服务的发展，人才供给是关键，合格人才的培养需要有一个清晰明确的专业标准。专业标准规定了从业人员在专业知识、职业技能、职业道德等职业素养方面的具体要求和所应达到的水平，指明了专业人才培养的方向，提供了人才培养质量评价的指标，是引领托育服务专业人才发展的基本准则，是托育服务专业人才培养、准入、培训、考核等工作的重要依据，在专业人才培养工作中具有决定性作用。教育部《职业教育专业简介（2022 年修订）》中针对专业人才职前培养所涉及的婴幼儿托育服务与管理专业、早期教育专业、婴幼儿发展与健康管理专业在职业面向、培养目标定位、主要专业能力要求、主要专业课程与实习实训、职业类证书举例、接续专业举例方面作了要求与指导，但托育服务行业的兴起时间较短，目前尚未有规范性的人才培养专业标准出台，这种情况不仅直接制约了托育机构的人员聘用、管理和考核，也影响了职业院校在人才培养方面的规范化和系统化，使教育教

学缺乏科学的依据与统一，不利于发挥专业服务行业的作用。

3. 托育类专业师资短缺，专业水平难以保障

教师既是知识的传播者，也是学生学习的引导者，学生获取知识的质量取决于教师专业水平。优质人才的培养离不开高素质教师队伍，高校教师的专业水平是人才培养质量的直接影响因素，优秀的教师才能培养出更优秀的学生。托育类专业增设和修订后，高校短期内难以找到合适对口的师资，"照搬"或"嫁接"早期教育或学前教育专业师资成为临时性的无奈之举，其教育质量或多或少都会影响人才的培养成效。托育类专业已经实现了"中—高—本"无缝衔接，中高职托育类专业的师资问题可以解决，但职业本科的师资问题如何解决就成为当前托育类本科教育的难点所在。托育服务人员的培养工作需要更高层次的师资来应对，如托育类硕博士学位点的申建，而这需要较长的时间，此期间的师资如何解决成为关乎托育服务专业人才质量的重要因素。

（三）托育机构发展失衡

1. 追求经济效益，公益性减少

20世纪80年代前，为解放女性劳动力，体现性别平等，国家鼓励女性投入生产，以机关或企事业单位为主体兴办托育机构，大部分单位职工家庭能以免费或较低的费用将儿童送到托育机构。托育服务最初的目的是解决家庭的后顾之忧，解放女性劳动力，本身具有一定的公益性，如早期的托育机构的代表——托儿所主要由城镇社区和企事业单位创办，并不以营利为目的。不过机关或企事业单位兴办的托育服务只能为其职工提供，有一定局限性。改革开放之后，随着市场经济的逐步发展，托育机构也迎来了自己的春天，尤其是"两孩""三孩"时代的到来，原有的托育服务逐渐难以满足家长们日益高涨的托育需求，托育需要面向更多的家庭，私营托育机构开始快速发展，历经市场竞争的洗礼，逐步形成了当下以民办托育机构为主的局面。市场经济的逐利性，也决定着多数的托育机构会偏向市场化运作，通过资本投入与规模扩张来获取一定的经济利益。为了能在市场竞争中生存和盈利，托育机构追求经济效益，托育服务收费较高，公益性特征减弱，也使得具有庞大需求的普通家庭群体难以承受高昂的学费，只能望而却步，所以呼吁建立普惠性托育机构的声音日盛。

2. 盲目追求扩大规模，托育质量不能保障

在商品经济时代，服务质量是服务业竞争的根本要素。托育机构的发展与品牌塑造取决于机构所提供的服务质量，在保证质量的前提下，适度扩大规模可以为更广泛的需求群体提供高效的服务，这不仅是合理的，也是可行的。只是一些托育机构在经历市场的竞争后，在具备一定实力的基础上，不甘于利润的缓慢增长，会在资本的利诱下采取扩张策略，提高市场占有率。这些托育机构会采取盲目扩大规模的策略，以此建立自身托育品牌，使受众群体快速增加而提高收益。规模的扩充需

要更多的场地、设施设备、师资等物质资源和人力资源来保证托育工作的正常开展。场地、设施设备要符合中央和各地政府规定的设置标准，师资的专业性也需要严格把关。但很多托育机构在快速扩大规模的过程中，师资水平却无法保障，从而不仅影响托育质量，也辜负家长对托育机构的信任，进而影响群众对整个托育服务行业的印象。早期婴幼儿的照料，最初偏向于身体的养护，通常由家庭成员凭借自身经验来照料。但随着科学育儿观念的深入，家长的育儿观念在潜移默化中得以转变，更加关注对婴幼儿的科学养育。自此，托育不仅只是对婴幼儿身体上的照料，也需开展教育性活动，为婴幼儿全方位发展奠定基础。所以，保育和教育质量成为托育机构的硬性要求，机构有理由为家长提供有质量保障的托育服务。

3. 盲目推崇国外课程，忽略本土适宜性

现代化的托育服务在中国的起步较晚，规章制度暂不完善，托育机构可以结合本土实际情况有选择地吸收国外教育理念和优质课程资源。但有些托育机构在借鉴吸收的过程中不做考量和评判，照搬国外理念和课程吸引家长，忽略本土适宜性，造成理念和课程不符合我国实际情况的"水土不服"情况，不仅影响了婴幼儿的身心发展，也直接影响整体托育质量。我国以历史悠久、文化底蕴丰富著称，重视传统文化和民族文化的传承，国外教育理念有其优势所在，值得国内托育机构学习和借鉴，但并不意味着可以不假思索地照搬照抄，而是要结合我国实际情况取其精华，考虑本土适宜性，融入本土特色。

综上所言，托育机构为家长分担教养压力，为婴幼儿提供与同伴交流、互动的机会，利于促进婴幼儿社会性发展。国家和社会应积极引导托育机构的发展走向，使其在追求经济效益的同时，平衡好经济效益与公益性、扩大规模与保障质量、学习国外理念与关注本土适宜性之间的关系，使其均衡发展，为婴幼儿和家长提供更科学、更专业、更具教育性的优质服务。

二、托育服务面临的挑战

随着家庭对托育服务的需求不断增长，对托育机构的服务质量要求也日益提高。托育机构和向托育机构输送师资的高校虽然在不断发展，但目前仍然存在许多矛盾，这也是托育服务面临的紧迫性挑战。

(一)托育机构与高校的矛盾

1. 师资需求多与人才产出少的矛盾

托育机构以0~3岁婴幼儿及其家长为服务对象，随着社会对托育需求的增大，其机构数量也在急剧增加，这就需要大量的、具有专业背景的人员进入托育服务行业以满足市场对人才的旺盛需求。为了能够招聘到充足的高素质婴幼儿托育服务人员来提高服务质量，有资金、有实力的托育机构都热盼各高校能增设托育类专业或扩大招生规模。不过，由于新专业开设时间短，加上高校自身师资的限制，为谨慎

起见，在专业建设初期一般都会采取小班额招生，人数极为有限，实验性质浓厚，这也就制约了托育服务人员的培养规模。至此，市面上也就经常出现"抢人"的局面，归根到底还是专业人才供需出现问题。

2. 师资质量高需求与培养受限的矛盾

家长们为了婴幼儿能够享受良好的托育服务，对托育机构师资的质量要求也"水涨船高"，即教师应具备托育类相关专业背景、本科学历、较高的专业素养等。为满足和迎合家长的"高素质师资"要求，托育机构对从业教师的学历也有了更高的门槛，如从事托育管理教师应具有婴幼儿发展与健康管理本科学历、育婴师资格证书、婴幼儿照护证书等。托育类专业教育处在早期的起步阶段，还未得到市场的检验，大部分本专科院校仍以0～3岁婴幼儿为教育对象的早期教育为主，以培养早期教育师资为目标，缺少对0～3岁婴幼儿发育监测、健康评估、健康咨询、健康指导与干预方面的知识传授。目前，职业院校培养的专业人才以高职层次的婴幼儿托育服务与管理专业为主，与托育机构的师资需求存在一定差距和错位。

（二）托育机构与家长的矛盾

1. 公办托育需求与民营机构为主的矛盾

民营机构以营利性为目的，管理模式商业化，公益性与教育性特征较弱；收费多且无统一标准，缺乏系统、完善的监管和评估；师资水平参差不齐。公办托育与私立相比，其受到更多的监管，收费适中，处于大多数家庭能接纳的范围，师资水平有一定保障。基于此，家长更期望举办更多的公办托育，如在公立幼儿园中附设托育班，这能解决家长对私立托育机构托育行为不规范、保教质量不佳、收费混乱、无人监管等问题的担忧，能保障婴幼儿处于安全、利于身心发展的环境中。当前大多数托育机构为私营单位，家长更希望能以公办托育为主，但目前学位供给仍未达到家长的期待。

2. 师资专业性需求与非专业背景的矛盾

师资的专业性包括专业背景、专业素养、学历、工作经验、是否具备教师资格证与职称等。托育机构由于从业门槛低，在专业背景上，师资来源较为复杂，如有学前教育、小学教育、英语、音乐、美术等不同专业背景，也有少量来自早期教育专业的毕业生，真正来自婴幼儿托育服务与管理专业的毕业生极少，从业师资的专业背景无法满足托育服务人员岗位需求。在专业素养上，由于大多数教师并非托育类专业毕业，专业素养和从业能力有待提高。在学历上，大部分教师是中高职毕业生，也有无学历人员加入，本科生稀少。在工作经验上，大部分教师较年轻，并且托育机构服务人员流动性大，师资队伍不稳定，时常有人员变动。在教师资格证与职称上，大部分教师并不具备。如前所述，家长对托育机构从业教师的要求是学历越高越好、专业越专越好、职称越高越好、经验越多越好、责任心越强越好等，同时还期望教师能长期待在同一机构，避免频繁更换教师给婴幼儿造成不适应。由于人才供需失衡，托育机构短期无法做到人员与专业的匹配度高度统一，而且个人托育机构属于私立性质，不像公立具备教师编制，大多数年轻教师正处于发展的上升期，不一定能长期服务于托育机构。

3. 价格实惠需求与收费较高的矛盾

家长们都希望在婴幼儿发展的早期能接受良好的教育，为他们未来的全面发展奠定基础，但由于工作或家庭原因，"入托"成为不得已之选。婴幼儿托育时间不短，以1岁入托计算，在进入幼儿园之前也要2年时间。婴幼儿自理能力差，保育成为主要内容，这也意味着入托成本将成为家庭的一笔较大开支，因此，托育服务价格实惠、性价比高也就成为普通家庭的首要选择。由于没有统一的收费标准，托育机构的收费根据入托类型和课时制订，收费普遍偏高。即便单课时费用看上去比较合理，大部分家长能接受，但多课时费用加在一起就是一笔不小的开支，而多数家长为了婴幼儿能够接受持续的服务，需要的课时普遍较长。此外，托育机构为了快速回笼资金，会以各种打折优惠吸引家长并向家长推荐一次性购买多课时产品，如此下来，价格高昂，家长将难以长期投入。

三、应对措施

托育服务行业当前正处于起步阶段，面临的挑战繁多而艰巨，短期内解决所有问题是不现实的。托育服务行业发展期所面对的如师资队伍混乱、质量无法保障等问题，都是托育市场的真实反映。托育问题关涉政府管理、高校人才培养、托育机构师资和家庭入托质量需求等，需要多管齐下，共同协力解决问题，推动托育服务的健康发展。

（一）中央和各地政府

1. 重视普惠性托育服务机构的发展

市场化的托育机构多为私立，收费高昂，师资水平差距悬殊，还有一些负面新闻事件的放大影响，许多家长对托育机构提出质疑，期望国家和政府重视普惠性托育，尤其是价廉质优的公办托育，为儿童提供有质量的、可信赖的、安全的托育环境。也有部分公办幼儿园对接社会所需，结合家长育儿难题，在园内增设了小小班、托育班等，为0～3岁婴幼儿提供托育服务，只是幼儿园仍以3～6岁幼儿为主，托育班学位有限，辐射范围较小。当前国家已在不断加大对普惠性托育机构的认定和支持力度，如琼海市颁布了《普惠性托育机构认定、扶持及奖补资金管理办法（试行）》，对注册并通过卫健委审核备案的普惠性托育机构进行资金扶持，逐步解决适龄婴幼儿"入托贵"的问题。在地方政府的大力推动下，托育服务将迎来新的发展。

2. 重视托育服务教师资格准入标准的完善

《意见》提出加快培育婴幼儿照护相关专业人才，依法逐步实行工作人员职业资格准入制度。目前，托育机构的托育服务人员大部分为非托育类专业背景，不具备育婴师、保育师、托育师、婴幼儿发展引导员等资格证书或培训证明，这样的情况不利于从业人员的聘任、管理与考核。要想实现托育机构的规范化发展，需要进一步完善托育服务人员的准入制度，如短期内无法取得职业资格的社会人员必须经过足额时长的专业培训，达到合格水平后才能到托育机构任职，这有利于教育部门和用人单位对服务人员的严格把关，也有利于提高专业水平和素养，提升托育机构服务质量与水平，推动托育行业发展。

（二）高校

1. 重视托育类专业的发展

优质的师资是托育机构的核心竞争力，是托育质量的根本保障。国内本科类师范高校普遍不开设托育类专业，开设院校多为中高职业院校或本科类职业大学，而且职业类院校也较高专师范院校开设得多，这也使得托育行业服务的专业水平较低，影响托育服务水平的提升，不能满足家长对优质师资的期待。随着托育机构对师资数量和质量需要的不断上涨，各高校对托育服务管理教育更加重视，进而加强对托育类专业的投入，如逐步增设托育类专业、扩大招生规模、设置科学的培养模式等，营造良好的培养环境，为托育机构输送优质的专业人才。高校还应开展内部教育改革，为托育行业培养优质师资，改善师资匮乏和专业性较弱的现状，进一步提升托育机构的教师队伍整体水平。

2. 加强对托育类专业教育的研究

托育服务行业当前仍处在探索式起步阶段，对托育服务管理与教育方面的研究较少，理论与实践基础都较为薄弱，从而使科学育人理念和专业知识的传播受到很大限制，也使得社会大众缺乏对托育服务的了解，影响托育行业的正常发展。高校除了培养师资以外，还具有从事科学研究和服务社会的重要职能，家长、托育机构、高校三方需求与发展实际之间的矛盾说明托育行业仍有许多问题亟待解决，高校不仅要加以重视，还要加强对相关问题的深入研究，如开展相关的学术活动、跨国别借鉴式研究等，为我国托育服务事业的发展提供理论支持。

（三）托育机构

1. 重视婴幼儿托育类专业人才引进

由于中高等职业院校培养的婴幼儿托育类专业人才有限，托育机构为保障机构的有效运行，不得不降低招聘要求，不将托育服务人员是否具备婴幼儿托育服务类专业背景、是否获得育婴师或婴幼儿发展引导员资格证列为硬性招聘要求，由此造成了托育机构的托育服务人员专业性不够、托育服务质量不高。婴幼儿的照护与托育机构管理是一项专业性很强的工作，需要具体的服务人员来照护和运营。在当前人才培养短缺的不利情况下，婴幼儿托育服务机构的运营管理工作需要"主动出击"发掘资源和人才，如可以与所在城市中高职院校采取"订单式培养"联合办学、主动申请成为实践实习基地、打造品牌以吸引人才等。同时，机构还要加强内部培训，对已从业人员开展定期的师资培训，提高专业能力。总之，专业人才是机构长久发展的根本动力源。

2. 提升非托育类专业师资水平

2019年10月《教育部办公厅等七部门关于教育支持社会服务产业发展提高紧缺人才培养培训质量的意见》（教职成厅〔2019〕3号）中就提出："原则上每个省份至少有1所本科高校开设家政服务、养老服务、托育服务相关专业。"托育类专业在高校开设的时间并不长，处在试水阶段的各院校也在"摸着石头过河"，招生人数比较少。在人才数量有限的情况下，婴幼儿托育机构多数情况下还是依靠非专业人员为家长和婴幼儿提供服务，如何提高服务人员的专业性就成为婴幼儿托育机构需要认真思考并解决的问题，例如：与高校建立校企合作，组织教师与高校开展合作交流；创新培训模式、丰富培训内容；对脱颖而出的优秀学员教师奖励外出学习；等等。提高婴幼儿托育机构整体服务人员专业水平，可以有效缓解家长对托育机构服务人员专业水平的担忧，更有利于0～3岁婴幼儿的健康发展。

第二章

0～3 岁婴幼儿托育服务专业人才需求现状调研

Chapter Two

第一节 0～3 岁婴幼儿托育服务专业人才的数量需求

一、0～3 岁婴幼儿托育服务专业人才数量配备

随着近年来我国经济的快速发展，国家推行三孩政策，家长对婴幼儿接受高质量、专业化托育服务的需求越来越迫切，0～3 岁婴幼儿早期托育与教育的重要性、不可复制性、不可逆转性在社会上获得了越来越多的重视与认同，展现出广阔的市场前景，0～3 岁婴幼儿托育服务得到了空前的发展。2019 年 5 月，国务院办公厅印发《意见》，标志着我国 0～3 岁婴幼儿托育服务进入政策规范化发展阶段，3 岁以下婴幼儿照护服务的标准规范体系、服务供给体系及政策法规体系近年来也正逐步建立，人民群众对婴幼儿托育服务的需求将逐步得到满足。

目前我国托育服务人员可实践的托育机构行业主要有两大类。第一类是政府举办模式，包括教育部、部队、机关、事业单位、国有企业、街道社区主办的公益性托育机构，政府财政投入的公办幼儿园向下兼容开设的幼托班，主要招生对象是 2 周岁以上的幼儿，师资来源为幼儿园老师。第二类是市场模式，包括民办幼儿园向下兼容开设的幼托班，民办机构的早教中心、托育中心，以家庭为中心开设的小型托育点，企业单位为职工开办的婴幼儿照料中心等。

此外，在婴幼儿家庭照养方式方面，如果是以父母和爷爷奶奶、外公外婆照顾为主，则有可能会因在隔代教育中，新一代父母与祖辈教育观念相冲突，导致家庭矛盾产生；或是祖辈由于年长体弱，无力兼顾照料婴幼儿的任务，导致家庭照料婴幼儿负担较重。

与其他国家对比，我国婴幼儿入托率远低于其他国家。我国首部《0～3 岁儿童托育服务行业白皮书》于 2017 年发布，其中指出与发达国家 25％～55％的婴幼儿入托率相比，我国的入托率仅为 4.10％，城市中 0～3 岁婴幼儿的入托率也小于 10.00％。此外，根据 OECD Family Database 的数据显示，OECD 的 33 个成员国在 2016 年，0～2 岁婴幼儿平均入托率就已经达到了 33.20％，欧盟国家 0～2 岁婴幼儿平均入托率为 31.30％。在其统计的 46 个国家中，婴幼儿入托率超过 50％的有 10 个国家，其中丹麦以 61.80％的比例成为入托率最高的国家，欧洲国家像法国、挪威、荷兰、比利时、冰岛等国入托率也都在 55％～60％。亚洲国家的入托率相对较低，如韩国入托率为 53.40％，日本为 22.50％。我国 0～3 婴幼儿入托率远远落后于国际平均入托水平，托育需求与供给之间的矛盾日益突出，专业人才数量的严重匮乏成为制约托育服务供给和行业发展的重要因素。

根据目的性和区域性抽样原则，共向全国东、中、西部 135 个托育机构（东、中、西部各 45 个）的 1370 位托育机构人员发出了自编的网络调查问卷，回收有效问卷 1200 份，有效率 87.59％。同时，向 420 个 0～3 岁婴幼儿家庭发放自编的调

查问卷，回收有效问卷 364 份，有效率为 86.67%。调研对象的基本情况如下。

其一，托育机构。在对托育机构工作人员发放的调查问卷中，共有来自东、中、西部 120 个托育机构的 1200 位托育机构人员参与了调查。其中，有来自 7 个机构的共 70 位托育机构人员在填写问卷中"贵机构所招收的 0～3 岁孩子数量是_____人"这个问题时，数量填写为"0"。经过了解，这部分人员所在机构为新开设的机构，现阶段尚未正式开始针对 0～3 岁婴幼儿的托育服务。因此，此次调查结果分析，我们主要针对开设了 0～3 岁托育服务的 113 个托育机构的共 1130 位托育工作人员进行，他们主要来自早教机构（早教中心）、幼儿园（早教班/托班）、托育机构等（见表 2-1）。所在单位的性质以公办为主，占比为 65.49%，其次是民办机构，占比为 31.86%，公办民营机构与其他（如民办非企业转工商）占比分别为 0.88% 和 1.77%。调查对象主要从事普通早教（托育教师）、机构负责人（或园长）、副园长及其他托育服务方面的工作（见表 2-2）。在学历背景方面，有 370 位被调查者具有本科学历，660 位具有大专学历，还有 100 名托育服务工作人员仅具备专科以下学历，具有研究生及以上高学历的托育服务工作人员为 0 位（见表 2-3）。在教龄方面，有 160 位被调查者拥有 11 年及以上的从事早期教育（托育）工作的时间，但有 190 位是仅有 1 年及以内的教龄的新入职工作人员（见表 2-4）。

表 2-1　托育机构类型

类型	机构数量/个	比例/%
早教机构/早教中心	12	10.62
幼儿园（早教班/托班）	85	75.22
托育机构	10	8.85
社区早教服务中心	0	0
其他	6	5.31
合计	113	—

表 2-2　托育机构服务人员工作岗位类型

工作岗位类型	数量/位	比例/%
普通早教/托育教师	590	52.21
机构负责人或园长	400	35.40
副园长	30	2.65
其他	110	9.73
合计	1130	—

表 2-3　托育机构服务人员学历背景

学历背景	数量/位	比例/%
专科以下	100	8.85
专科	660	58.41
本科	370	32.74
研究生及以上	0	0
合计	1130	—

表 2-4　托育机构服务人员教龄

教龄	数量/位	比例/%
1 年及以内	190	16.81
2～3 年	330	29.20
4～5 年	210	18.58
6～10 年	240	21.24
11 年及以上	160	14.16
合计	1130	—

　　其二，0～3 岁婴幼儿的家长。通过发放网络问卷，共收回来自全国各地 364 份 0～3 岁婴幼儿家长的问卷。其中，6～12 个月月龄段婴儿的家长有 88 位，13～24 个月月龄段幼儿的家长有 112 位，25～36 个月月龄段幼儿的家长有 164 位（见表 2-5）。他们中包括了孩子的爸爸、妈妈、爷爷、奶奶、外公、外婆和其他亲属（见表 2-6）。接受调查家长的文化程度大部分学历在本科及以上，高中（中专）及以下文化程度的家长数量最少（见表 2-7）。

表 2-5　宝宝月龄

宝宝月龄	数量/位	比例/%
6～12 个月	88	24.18
13～24 个月	112	30.77
25～36 个月	164	45.05
合计	364	—

表 2-6　家长与孩子关系

家长称谓	数量/位	比例/%
爸爸	28	7.69
妈妈	296	81.32
爷爷	4	1.10

续表

家长称谓	数量/位	比例/%
奶奶	12	2.20
外公	0	0
外婆	4	1.10
其他亲属	20	5.49
合计	364	—

表 2-7 家长学历

家长称谓	数量/位	比例/%
高中(中专)及以下	12	3.30
大专	60	16.48
本科	176	48.35
研究生及以上	116	31.87
合计	364	—

(一)托育机构服务人员配备数量情况

通过对 113 个托育机构的问卷结果分析，各机构现有服务人员数量平均为 21 位。其中，拥有托育服务人员数量最多的机构有 80 位托育服务人员，最少的则只有 1 位托育服务人员。根据图 2-1 所示，在大部分托育机构中，0～3 岁婴幼儿托育服务人员数量少，并且呈现分布不均的趋势。

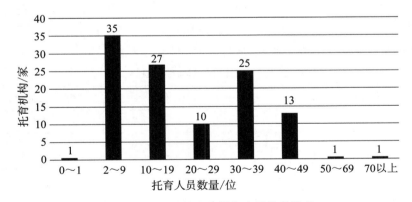

图 2-1 托育机构现有服务人员数量情况

(二)托育机构师幼配比情况

在《意见》发布后，卫健委于 2019 年 10 月发布了《托育机构设置标准(试行)》和《托育机构管理规范(试行)》两个政策文件，目的是起到规范托育服务机构，加强其专业化建设的作用。其中，《托育机构设置标准(试行)》中指出："托育机构一般设置乳儿班(6～12个月，10人以下)、托小班(12～24个月，15人以下)、托大班(24～36个月，20人以下)三种班型。18个月以上的婴幼儿可混合编班，每个班不超过18人。"而对于每种班型保育人员和婴幼儿的配备比例，该文件也给出了具体的要求："乳儿班1：3，托小班1：5，托大班1：7。"根据师幼配比，我们的调查结果显示，共有四个类别(见图2-2)：第一类师幼配比大于0、小于或等于1：3的，共有61个托育机构达到此标准；第二类师幼配比大于1：3、小于或等于1：5的，共有12个托育机构；第三类师幼配比大于1：5、小于或等于1：7的，共有9个托育机构；第四类师幼配比大于1：7的，共有31个托育机构。其中，有个别机构招收的0～3岁婴幼儿数量最多达2000人，而该机构拥有的师资数量仅30人，托育服务人员和婴幼儿的比例高达约1：67，这也是调查者中师幼配比条件最低的一所机构。

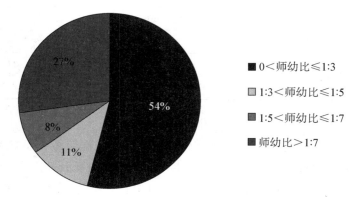

图2-2　托育机构师幼配比

在364位家长问卷中，有224位家长表示宝宝所在托育机构师资配比是符合《托育机构设置标准(试行)》的要求，师幼配比≤1：7。有140位家长选择>1：7的标准，师幼配比达到1：10，甚至达到1：15(见表2-8)。

表2-8　托育机构师幼配比统计

师资配比	数量/位	比例/%
1：3	96	26.37
1：5	80	21.98
1：7	48	13.19
1：10	64	17.58
1：15	76	20.88
合计	364	—

结合托育机构和家长的问卷调查结果的分析，可以发现，约有三分之一的托育机构在师生配比上是大于1：7的，也就是说，托育服务人员数量不足，急需培养大量的托育服务专业人才才能满足我国千万家庭的婴幼儿托育服务需求。

（三）居住地1千米附近婴幼儿托育服务机构布局情况

2017年，中国人民大学与国务院妇女儿童工作委员会合作，对四川、山东、天津、黑龙江共四个省市，开展了针对3岁以下婴幼儿托育服务需求和供给的抽样调查。调查发现，79.44％的家长希望在居住地附近或社区内开设专门的婴幼儿托育服务。[①] 2017—2019年，上海也针对本市0～3岁婴幼儿开展了养育现状与公共服务需求研究，结果显示超过90％的家长希望0～3岁婴幼儿托育机构能开设在居住地社区周围，还有一部分家长提出希望在单位附近能开设婴幼儿托育机构。[②] 洪秀敏等人在2019年开展的婴幼儿照护服务供需现状调研中，共调研了13个城市3岁以下婴幼儿照护服务供需情况。其中仅有12.67％的家庭和婴幼儿托育机构能符合《托儿所、幼儿园建筑设计规范》（2019年版）中的相关规定——"托儿所服务半径宜为300米"，超过三分之一的0～3岁婴幼儿要在离家2千米以外的托育机构入托。此外，还有17.60％的家长由于托育机构位置离家距离远而面临入托难的困境。[③]

本研究通过对家长的问卷调查结果显示：86.81％的家庭表示在居住地1千米附近有对3岁以下儿童实施教育的托育机构。其中，以有1～3家托育机构数量的家庭居多，占比为68.12％；10.98％的家庭居住地1千米附近有4～5家托育机构；居住地1千米附近有6～7家托育机构的家庭占比为3.30％，有4.40％的家庭表示家附近有10家以上的托育机构（见图2-3）。

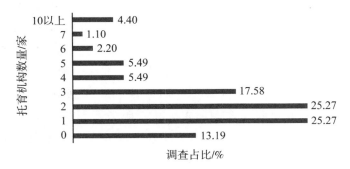

图2-3　居住地1千米内托育机构分布情况

从以上近五年的研究可以看出，0～3岁婴幼儿托育服务的需求根本得不到满足。由于婴幼儿托育服务起步较晚，以社区为主建设的机构数量匮乏，并且存在

---

① 吴斌：《0～3岁孩子托育没人管？卫健委称正抓紧研究3岁以下婴幼儿照护政策》，载《南京都市报》，2019-02-18。

② 薛琪薪、吴瑞君：《上海市0～3岁婴幼儿托育服务供给现状与社会政策研究》，载《上海城市管理》，2019(3)。

③ 洪秀敏、朱文婷、赵思婕：《青年父母婴幼儿照护支持与养育压力研究：基于全国13个城市的调研数据》，载《中国青年社会科学》，2020(2)。

托育机构布局不均的现实情况，既体现在城市内部的资源分布不均，又体现在城乡托育机构布局的不均，尤其在城乡接合部和农村地区，托育机构数量几乎为零。完善托育服务体系，增加托育机构，提升婴幼儿入托机会和入托普及水平，同时还要招募数量充足的托育服务人员，才能有效解决"最后1千米"问题。

二、0～3岁婴幼儿托育服务需要大量的专业人才

当前，我国0～3岁婴幼儿父母主要是"80后""90后"，受教育程度普遍较高，所处的经济环境也更好。新生代父母更加关注婴幼儿教育问题，认同先进的科学育儿观念。同时，他们也十分重视自身职业的发展，所以，隔代教育的家庭式婴幼儿照护方式仍是我国双薪家庭婴幼儿照护的主流形式，社会化托育服务的市场认知度较低。随着家长育儿观念的改善、可支配收入的提高、消费水平的升级及婴幼儿成长需求的日益提升，安全、专业、高品质的3岁以下婴幼儿托育服务将会受到越来越多婴幼儿家庭的关注。

托育服务人员的专业性是需要明晰的重要问题，也是关乎0～3岁婴幼儿托育服务教育与保育属性定位的问题。那么托育服务人员究竟是保育员还是教师呢？有人认为托育服务人员就是保育员，负责在家长上班时帮忙照顾婴幼儿的吃喝拉撒。也有人认为托育服务人员和早教教师一样，负责早期启蒙教育。对于托育服务人员专业性的定位，在国务院办公厅出台的《意见》中，围绕0～3岁婴幼儿照护服务的"保"和"教"提出了具体的内容与要求："保"的任务主要是保护婴幼儿的安全和健康，"教"的主要任务是要能遵循婴幼儿的成长特点和规律，促进婴幼儿全面的发展，并且为家庭提供科学育儿指导。因此，0～3岁婴幼儿托育服务专业人才应是具有保育和教育双重属性的复合型人才。然而在现实中，各高校托育服务专业人才培养体系尚未成形，职后培训也未成熟，难以解决社会对0～3岁婴幼儿托育服务专业人才的需求。托育服务行业的从业人员薪酬待遇和社会地位较低，职业发展后劲不足，造成了托育服务专业人才数量短缺及专业能力和职业素养欠缺，已成为制约托育服务行业规范化和扩大化的关键影响因素。因此，完善人才队伍的建设，增加专业托育服务人才数量，是建成专业托育服务体系的重要环节。

1. 托育市场适龄人口基数大，需要大量专业的托育服务人员

2016年国家生育政策放开"全面二孩"，2021年正式放开三孩，在政府鼓励生育与提倡优育背景下，新生儿数量有所增长，婴幼儿照管、养护需求大大增加，托育服务行业市场的巨大潜力被社会认知。从国家统计局了解到，2018年我国出生人口为1523万人，2019年出生人口为1465万人，2020年出生人口下降到1200万，这三年我国出生人口总数约为4188万人。虽然新出生人口数量有所下降，但基数依然较为庞大。

本研究在对364位家长的调查中，有53.85%的家长明确表示有将孩子送到托

育机构的需求（见图 2-4）。如果以 53.85% 的入托需求为参考依据，那么 2018—2020 年出生人口中，约有 2262 万婴幼儿有入托需求。如果按照师幼配比 1∶7 进行预测，至少需要约 323 万的服务人员提供 0～3 岁婴幼儿托育服务。此外，有学者对所需婴幼儿托育专业人才数量进行了预测研究，预测结果显示："即便从双重最低标准（即师生比、低预测方案）看，所需保教人员的规模最少也超过 200 万。"[①]

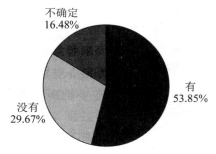

图 2-4　家长托育需求

2. 国家政策支持和鼓励托育行业有序发展，需要大量托育服务人员

近年来，我国政府持续出台相关的政策和文件，支持和鼓励婴幼儿托育服务行业的发展。早在 2010 年，国务院颁布的《国家中长期教育改革和发展规划纲要（2010—2020 年）》中就明确提出要"重视 0～3 岁婴幼儿教育"。2017 年党的十九大报告提出"幼有所育"；同年 12 月，中央经济工作会议明确提出，要解决好婴幼儿照顾和儿童早期教育服务问题；2019 年 5 月国务院发布《意见》，明确提出建立健全婴幼儿照护服务的政策法规和标准规范体系，基本形成多元化、多样化、覆盖城乡的婴幼儿照护服务体系。2022 年党的二十大报告提出"深入贯彻以人民为中心的发展思想，在幼有所育上持续用力"。此外，于 2021 年 3 月发布的《中华人民共和国经济和社会发展第十四个五年规划和 2035 年远景目标纲要》中明确量化了婴幼儿托育服务发展的空间和规模，从 2020 年到 2025 年，每千人拥有的 3 岁以下婴幼儿托位数从 1.8 个提升至 4.5 个，提出支持 150 个城市新增示范性普惠托位 50 万个以上。国家地方政策和法规的出台，推动了 0～3 岁婴幼儿托育服务行业的快速发展。在市场需求和政策导向的共同作用下，前瞻产业研究院在《2020 年中国早教行业现状和市场发展前景分析》中指出："2017 年我国早教市场规模为 1900 亿元，2019 年市场规模达到了 2500 亿元左右，2020 年我国早教市场规模预计可达 2900 亿元。"0～3 岁婴幼儿托育服务行业市场潜力无限，必将蓬勃发展，势必需要大量托育服务专业人才为 0～3 岁婴幼儿及其家庭提供早期教养指导。

通过对 1130 位托育机构从业人员的问卷调查，了解到他们所在的托育机构目前所缺师资数量总数为 612 人，平均一所托育机构目前的师资缺口为 5 人。国家托育机构备案信息系统统计，截至 2023 年 10 月 2 日，已有 31473 家托育机构进行了备案，就此可以估算出已备案的托育机构还需要超过 15.74 万名托育服务人员。

第二节　0～3 岁婴幼儿托育服务专业人才的质量需求

0～3 岁婴幼儿托育服务及其质量影响着婴幼儿身心发展和国民整体素质的提

---

① 杨菊华：《婴幼儿托育服务人才供给困境与对策》，载《中国人口报》，2021-01-11。

升。研究证明，婴幼儿托育服务对于促进0～3岁婴幼儿身心健康成长有着重要的作用。在身体发育、营养健康、行为习惯养成及认知和思维能力、语言能力、社会性交往、性格发展等方面促进3岁以下婴幼儿的发展，能够为婴幼儿今后健康发展奠定坚实基础。此外，开设婴幼儿托育服务能够减轻家庭育儿压力，减少隔代教育冲突，为婴幼儿健康成长创造适宜的环境，对促进就业、提高生育率、实现人口可持续发展有着重要的意义。

我国0～3岁婴幼儿托育服务行业的快速发展与托育服务专业人才能力水平发展存在着较大的差距。托育机构准入门槛较低，缺乏有效的规范与监管，托育质量参差不齐。卫健委2019年委托项目"婴幼儿托育服务的供需调研"结果显示，由于优质托育机构资源的缺乏，45.10％的家庭不愿送婴幼儿入托。[①] 高品质的托育服务需要高素质的托育服务专业人才，2019年5月颁布的《意见》提出"加强婴幼儿照护服务专业化、规范化建设，加强政策支持和队伍建设进行保障"。《中国儿童发展纲要(2011－2020年)》(国发〔2011〕24号)中也提出要加快培养0～3岁儿童早期教育专业化人才。经调研了解，家长和各托育机构、早期教育行业均渴求"热爱教育事业、养育理念科学、技能全面、沟通能力强"的专业人才，专业化建设已成为社会关注热点，提高托育服务专业人才质量成为保证优质婴幼儿托育服务的核心。

一、0～3岁婴幼儿托育服务专业人才质量现状

(一)托育服务专业人才基本信息

1. 性别

在对364位家长的调查中可以发现，有344位家长表示宝宝所在托育机构中的男性教师数量明显偏少。在针对托育机构人员的调查中，112个托育机构的服务人员认为自己所在机构女性教师居多。可见，现阶段在0～3岁婴幼儿托育服务机构中，从业人员以女性居多，男性教师的数量远远低于女性教师，托育服务领域存在性别区隔现象。

2. 年龄、教龄及职称

从调查结果(见表2-9)可以看出，托育机构现有从业人员中，超过80.00％的从业人员年龄在30岁以下，托育机构教师整体年龄结构年轻化。从对机构人员的调查中发现：在教龄方面，托育专业人才的教龄仍以"5年以下"居多，占比高达76.99％，有25.66％的机构是以"3年以下"教龄教师居多；在职称方面，48.67％的早教托育机构反映目前机构以初级职称的从业人员居多，27.43％的机构以无职称的从业人员居多。上述情况明显反映出托育机构服务人员队伍年轻化的现状，缺乏教龄梯度。究其原因，可能是因为托育服务市场是近几年才得到快速发展，年长有经验的教师并不

① 庞丽娟等：《有效构建我国0～3岁婴幼儿教保服务体系的政策思考》，载《北京师范大学学报(社会科学版)》，2019(6)。

多，而新入职的教师大部分都是刚从学校毕业的学生。许多机构在招聘教师时，更倾向于招收有活力的年轻教师，这对于家长和婴幼儿来说也更具有吸引力。当然，教师的流动性因素也应该考虑在其中。在补充开展的随机走访调查中，有 37.36% 的家长表示孩子所在的机构教师工作"不太稳定"，甚至是"非常不稳定"，人员流动性大。

表 2-9　机构现有托育服务人员的年龄、教龄、职称情况(托育机构问卷)

类别	项目	人数/人	百分比/%
年龄	25 岁以下	280	24.78
	25～30 岁	680	60.18
	31～35 岁	150	13.27
	36～40 岁	20	1.77
	40 岁以上	0	0
教龄	3 年以下	290	25.66
	3～5 年	580	51.33
	6～8 年	200	17.70
	9～10 年	30	2.65
	10 年以上	30	2.65
职称	无职称	310	27.43
	初级	550	48.67
	中级	220	19.47
	高级	50	4.42

3. 专业背景

从业人员的专业构成情况是托育服务人员专业化水平的重要指标。我国托育机构中的从业人员学历以专科为主，本科学历较少，而硕士研究生以上学历就更为稀少了(见表 2-10)。学历水平虽不能直接决定教师素质的高低，但能在一定程度上反映从业人员的文化水平和受教育程度。[①] 从专业背景来看，托育机构现有托育服务人员以学前教育专业为主，具有 0～3 岁婴幼儿托育服务专业背景的教师欠缺。调查显示，托育服务机构中早期教育专业的教师占 7.08%，学前教育专业的教师占84.07%，1.77% 是医学相关专业毕业的，还有 7.08% 的教师毕业于其他专业，如英语、心理学、小学教育等。虽然 0～3 岁婴幼儿托育服务与学前教育有许多共通之处，但实际上各高校学前教育专业更侧重于学习研究 3～6 岁幼儿的发展。在课程内容的设置上，有些学校虽然会涉及部分 0～3 岁婴幼儿发展方面的内容，但远远满足不了托育机构、家庭对托育服务人员专业素质、综合能力的需求。

---

① 张海燕：《基于早教机构调研基础上早期教育人才培养的思考》，载《赤峰学院学报(哲学社会科学版)》，2020(11)。

表2-10　托育机构现有托育服务人员的学历及专业背景情况（托育机构问卷）

类别	项目	人数/人	百分比/%
学历	专科以下	100	8.85
	专科	660	58.41
	本科	370	32.74
	硕士研究生	0	0
	博士研究生	0	0
专业	早期教育	80	7.08
	学前教育	950	84.07
	医学相关	20	1.77
	其他（请填写）	80	7.08

需要注意的是，0～3岁婴幼儿的托育服务不是3～6岁幼儿学前教育的简单延伸，婴幼儿托育服务是一个专门化的职业。各年龄段的婴幼儿身心发展特点有其特殊性，托育服务人员所需掌握的专业知识和专业能力也与幼儿园教育有所差异。孩子年龄越小，其行为的无意性和差异性就越大，对教师专业程度的要求就越高。除此以外，婴幼儿托育服务的对象是"双主体"，不仅有0～3岁婴幼儿，还有其家长。因此，托育服务人员不仅要能较好地了解0～3岁婴幼儿发展的特点及规律，设计和组织相关游戏和生活等活动，还要能掌握科学有效的育儿理念和育儿知识，具备指导家庭教育的能力。

（二）托育服务专业人才的专业素质满意度

提高托育服务专业人才的质量，必须提高从事0～3岁婴幼儿托育服务人员的专业素质。在《意见》中明确提出："依法逐步实行工作人员职业资格准入制度。"《托育机构设置标准（试行）》中对托育机构服务人员规模的相关内容中给出了具体要求，指出托育机构应当配置"综合管理、保育照护、卫生保健、安全保卫等工作人员"。而对于各类工作人员的职责和条件，该文件中也有一些相关规定："托育机构的负责人负责全面工作，应当具有大专以上学历，有从事儿童保育教育、卫生健康等相关管理工作3年以上的经历，且经托育机构负责人岗位培训合格。保育人员主要负责婴幼儿日常生活照料，安排游戏活动，促进婴幼儿身心健康，养成良好行为习惯。保育人员应当具有婴幼儿照护经验或相关专业背景，受过婴幼儿保育相关培训和心理健康知识培训。"但文件中对于托育服务人员的学历、专业背景及应具备的相关专业素质并未给出具体的要求和标准。

婴幼儿托育服务人员与幼儿园教师面向的对象同为"婴幼儿"，在探讨托育服务人员专业素质的具体范畴时，可以参考《幼儿园教师专业标准（试行）》，这是教育部在2012年颁布的重要文件之一，它对合格的幼儿园教师应该具备的基本专业素养提出了明确的标准和要求，是保障我国幼儿园教师队伍专业化和高素质化的重要文件。《幼儿园教师专业标准(试行)》以"幼儿为本、师德为先、能力为重、终身学习"为基本理念,具体内容细分为三个维度,分别是专业理念与师德、专业知识和专业能力。依此文件为参考,我们从职业道德、专业知识和专业能力三个方面来调查了解家长和托育机构对托育服务人员专业素质现状的满意度情况。

1. 职业道德满意度

职业道德是婴幼儿托育服务人员应具备的最核心和最基本的职业品质,是必须遵守的道德规范和行为标准。具体来说,它包括对待婴幼儿的态度与行为、婴幼儿保育与教育的态度与行为、个人修养与行为等方面。调查显示(见图2-5),65.49%的托育机构人员对托育服务人员的职业道德满意度达70%及以上,其中满意度在90%以上的托育机构占了21.24%;而满意度在60%～70%的机构占比为13.27%。但也有21.23%的托幼工作人员对目前托育服务人员的职业道德现状并不是很满意,满意度在60%以下。由此可见,大部分托育机构对婴幼儿托育服务人员在职业道德方面还是比较满意的。但在家长对托育机构服务人员职业道德现状满意度的反馈中,呈现了与托育机构相反的情况:45.06%的家长对托育服务人员的职业道德的满意度在60%以下。虽有54.94%的家长在职业道德方面的满意度在60%以上,但其中以满意度为60%～80%的居多,占43.95%,而满意度在90%以上的仅有4.4%的家长。可见,有近一半的家长对现阶段托育机构服务人员职业道德并不满意。

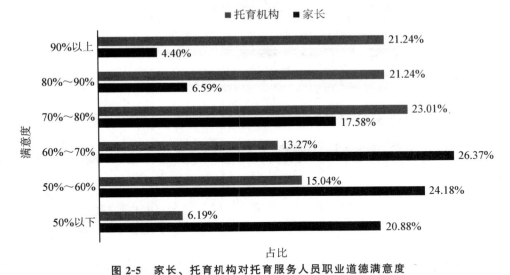

图2-5 家长、托育机构对托育服务人员职业道德满意度

2. 专业知识水平满意度

专业知识是指在某个特定的领域里,经过实践检验、证明是正确可信科学的知识和经验,并且这些知识和经验是可以用来指导该领域实践的。[①] 托育服务人员的

———————————

① 冯晓霞:《幼儿园教师的专业知识》,载《学前教育研究》,2012(10)。

工作兼具实践性和专业性，这是由其对象的特殊性所决定的：0～3岁婴幼儿年龄尚小，身心各方面的发展还不成熟，其生活自理能力、对环境的适应能力、思维能力等都还在发展，托育服务人员需要通过敏锐的观察和对0～3岁婴幼儿年龄发展特点、行动特点的掌握，准确理解婴幼儿的需要，从而进行有效的保育和教育服务。托育服务人员所涉及的专业知识主要包括婴幼儿发展知识、婴幼儿保育教育知识、家庭教育知识、婴幼儿营养喂养知识等。

在本研究开展的相关调查中，45.06％的家长对托育机构中托育人员的专业知识感到不满意，满意度在60％以下，其中24.18％的家长满意度甚至是在50％以下；54.94％的家长对托育人员专业知识的满意度在60％以上，其中以满意度60％～70％、70％～80％的家长居多，各占18.68％；而满意度在80％～90％及90％以上的家长占比分别为9.89％和7.69％。在对托育机构的调查中，77.88％的机构表示对托育人员专业知识的满意度在60％以上，满意度为90％以上的占比最多，为23.01％；也有22.12％的托育机构表示对托育服务人员专业知识的满意度在60％以下（见图2-6）。

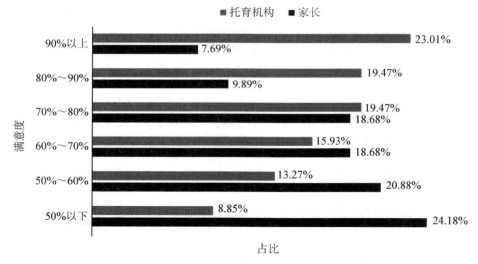

图2-6　家长、托育机构对托育服务人员专业知识水平满意度

3. 专业能力满意度

专业能力是托育服务人员的专业性在实践中的集中体现，是保障托育服务人员顺利完成各项工作内容和工作职责的重要条件。托育服务人员的专业能力主要涉及以下方面：教育研究能力、婴幼儿观察与评价能力、家庭教育指导能力、沟通能力、婴幼儿活动设计与组织能力、婴幼儿保育保健实操能力、专业反思能力、创新创业能力、玩教具设计制作能力、环境创设能力、信息技术应用能力等。调查显示，50.55％的家长对0～3岁婴幼儿托育服务人员的专业能力掌握方面的满意度在60％以上，23.08％的家长满意度在60％～70％，26.37％的家长满意度在50％～60％

占比最多；7.69％的家长满意度在80％～90％，5.49％的家长满意度在90％以上；49.45％的家长对托育服务人员专业能力掌握情况不太满意，满意度在60％以下。由此可见，虽有一半的家长对托育人员专业能力表示满意，但满意度也并不高，仍有几乎一半的家长在专业能力方面对现阶段托育人员是不满意的。

托育机构方面的调查显示，79.64％的机构对托育人员专业能力掌握方面的满意度在60％以上，29.2％的机构对托育人员满意度在70％～80％，占比最多；17.7％的机构满意度在80％～90％，19.47％的机构满意度在90％以上；也有20.35％的机构对托育人员专业能力掌握方面不太满意，满意度在60％以下（见图2-7）。

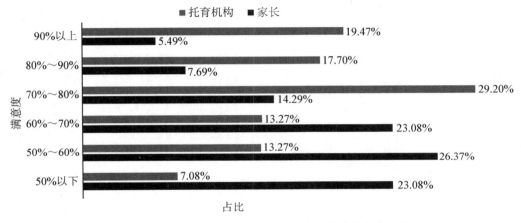

图2-7　家长、托育机构对托育服务人员专业能力满意度

在调查中，家长认为托育服务人员应具备的专业能力依次是婴幼儿观察与评价能力、教育研究能力、家庭教育指导能力（见表2-11）。托育机构认为沟通能力是最重要的，接下来是教育研究能力，然后是婴幼儿观察与评价能力（见表2-12）。但可以看出，目前托育服务人员在婴幼儿观察、教育研究和家庭教育方面的专业能力是欠缺的。

表2-11　托育服务人员应具备的专业能力排序（家长）

项目	平均综合得分
婴幼儿观察与评价能力	7.67
教育研究能力	7.56
家庭教育指导能力	5.56
婴幼儿活动设计与组织能力	5.37
专业反思能力	5.14
沟通能力	4.74
创新创业能力	4.56
婴幼儿保育保健实操能力	3.64
玩教具设计制作能力	3.41

续表

项目	平均综合得分
环境创设能力	3.02
自主学习能力	2.48
信息技术应用能力	2.20
其他	0.65

表 2-12　托育服务人员应具备的专业能力排序（托育机构）

项目	平均综合得分
沟通能力	8.04
教育研究能力	7.86
婴幼儿观察与评价能力	7.67
家庭教育指导能力	7.56
婴幼儿活动设计与组织能力	5.35
专业反思能力	5.24
创新创业能力	5.12
玩教具设计制作能力	3.41
环境创设能力	3.08
自主学习能力	2.87
婴幼儿保育保健实操能力	2.60
信息技术应用能力	2.10
其他	0.27

　　婴幼儿的观察和评价是托育服务人员了解 0～3 岁婴幼儿、提供科学合理托育服务和指导家庭育儿的重要基础。它要求托育服务人员既要有深厚的专业理论知识，又要掌握有指导性、实践性的操作方法，通过科学、细致、敏锐的观察和记录，运用专业理论知识进行深入分析和评价，以此为基础，提出有效的婴幼儿教养指导方法，向家长传递科学的育儿观念，并且能被家长接受和认可，真正发挥引领 0～3 岁婴幼儿发展的功能，实现家园共育的目的。教育研究能力对托育服务人员而言同样十分重要，能帮助托育服务人员发现并分析在婴幼儿托育实践中存在的各种问题，找到改进的办法与对策，对托育服务人员自身专业发展有着积极的促进作用，是专业反思能力和创新能力的体现。

二、0～3 岁婴幼儿托育服务需要高质量的专业人才

　　托育服务以促进 0～3 岁婴幼儿身体发育和心理发展为目的，卫健委印发的《托育机构保育指导大纲（试行）》中指出："保育重点包括营养与喂养、睡眠、生活与卫生习惯、动作、语言、认知、情感与社会性等。"托育服务人员是 0～3 岁婴幼儿托

育服务工作的主要实施者，需具备良好的职业道德、法治意识和专业素质且身心健康，主要负责照料婴幼儿的日常生活和组织相关活动，满足不同年龄段婴幼儿的发展需求和个体差异，尊重婴幼儿，呵护其健康成长。质量是教育的生命线，《意见》对 0～3 岁婴幼儿托育服务专业人才队伍的建设质量提出要求："加强相关法律法规培训，增强从业人员法治意识；开展职业道德和安全教育、职业技能培训，提高照护服务能力和水平，建设一支品德高尚、富有爱心、敬业奉献、素质优良的婴幼儿照护服务队。"

2017 年，经济合作与发展组织（OCDE）发布的《强势开端 2017：早期儿童教育与保育的重要指标》报告中指出："提供高质量的早期教育和保育服务十分重要，而早教人员和托育服务人员的资质越好，专业度越高，婴幼儿的发展就越好。"我国对 0～3 岁婴幼儿托育服务的重视与关注也在持续增加，社会对优质托育服务需求不断增加，提高托育服务专业人才的质量迫在眉睫。托育服务专业人才质量的高低是影响构建优质托育体系的关键因素。

（一）托育服务人员需求的性别因素

调查显示，对"期待的 0～3 岁婴幼儿托育专业人才的性别"这个问题，有 78.02％的家长和 74.32％的托育机构都期待托育人才性别为女性，只有 21.98％的家长和 25.68％的机构期待男性。托育机构从业人员的性别差异化需求问题，会进一步加剧托育服务行业的性别结构失衡，进而影响托育服务行业的健康发展。

目前在各类早教机构、托育机构中，以女性教师居多，男性教师数量稀少。而市场对于未来引进的 0～3 岁婴幼儿托育服务从业人员仍希望以女性为主，对男性从业者的接受度相对较低，女性早已成为各类 0～3 岁婴幼儿托育服务机构的主力军。究其原因，主要可以归结为以下两个方面。首先，传统的社会分工影响了男性和女性不同的性别行为。婴幼儿托育服务被认为与在家庭中照顾孩子相似，因此，女性成为婴幼儿托育服务的主要承担者。其次，性别刻板印象固化了人们对托育服务人员性别角色的认识。人们认同于男性应当从事经济收入较好、社会地位较高的工作，婴幼儿托育行业整体收入水平较低，社会地位不高，所以男性一般不会主动选择这个专业。但是，婴幼儿作为社会化的重要主体，托育服务从业人员的性别观念会影响婴幼儿性别意识的形成。男性加入托育服务行业，在一定程度上可以弥补女性教育的不足，有助于婴幼儿托育行业的健康发展。

（二）托育服务人员需求的人才类型与学历期待

1. 人才类型

问卷调查结果显示（见图 2-8），一半以上的家长和托育机构表示期待的托育服务人才类型是技能型人才，占比分别为 67.03％（家长）和 58.41％（托育机构），期待技术型托育服务人才的托育机构和家长占比分别为 22.12％和 7.69％，期待学术型托育服务人才的托育机构和家长占比分别为 18.58％和 24.18％，仅有 1.10％的家长和 0.88％的机构表示期待的是工程类型托育服务人才。

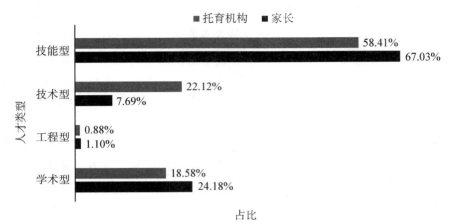

图 2-8　家长和托育机构对托育服务人员人才类型的期待

学术型人才可以分成两类：理论型和科学型。学术型人才主要从事理论与学术研究，是发现并研究客观规律的人才。因此，学术型人才要具备良好的学术修养，掌握扎实深厚的理论知识，以及拥有较强的学术研究能力。工程型人才主要从事有关设计、规划工作，是将科学原理转化为工程、设计、规划或决策的人才。因此，工程型人才不仅需要具备良好的理论基础，还需要具有能将理论知识用于实践中解决问题的能力。技术型人才与工程型人才有些相似，也是需要具备一定的理论知识基础，能在实践中运用理论来解决问题。但与工程型人才比起来，技术型人才强调的是知识面的"宽"，而非知识面的"深"，注重综合运用各种知识解决问题的能力。由于技术型人才从事的常常是协同的群体工作，在人际交往、沟通交流及协调能力等方面也有相应的要求。技能型人才需具备专门的知识和技术，有一定的操作技能。技术型人才和技能型人才是为社会谋取直接利益的人才，这两类人才主要是在生产一线和工作现场工作，将工程型人才所做的设计、规划和决策等通过劳动转化为物质形态。其中，技术型人才依靠智力技能来完成工作任务，而技能型人才主要通过操作技能完成任务。[①] 由此可以发现，无论是家长，还是婴幼儿托育机构都更需要能直接"上手"操作的托育服务人员，更看重人才的实用性。

2. 学历期待

学历通常受到用人单位的高度重视，调查结果显示，对于 0～3 岁婴幼儿托育服务人员的学历期待，69.23％的家长和 60.18％的托育机构认为本科学历最佳，15.39％的家长和 30.97％的机构选择了专科学历及以下，10.99％的家长和 7.96％的托育机构选择了硕士研究生及以上，也有 4.4％的家长和 0.88％的托育机构认为有无学历无所谓（见图 2-9）。

---

① 翟海魂：《发达国家职业技术教育历时演进》，1 页，上海，上海教育出版社，2008。

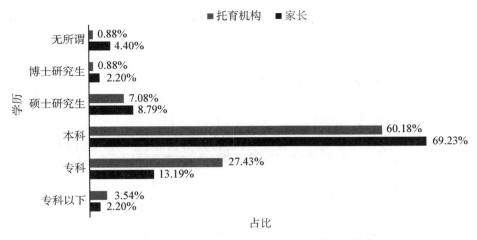

图 2-9　家长和托育机构对托育服务人员学历的期待

0~3 岁婴幼儿托育服务对象的特殊性，对从业人员的综合素质要求高于其他一些服务行业，除了应具备的专业知识和能力外，对心理素质也有相应要求，家长和托育机构对托育服务人员的学历期待也日趋提高。结合家长和托育机构对人员的类型和学历期待，不难发现有一个矛盾点：虽然家长和机构都对技能型人才表示期待，但在学历上又有所偏差，即对本科学历的期待多于对专科学历的期待。高校培养的托育服务人才以专科为主，市场需求以本科为主，究竟何种学历更适应 0~3 岁婴幼儿托育服务行业，对此定位仍是模糊的。

（三）托育服务人员需求的年龄、教龄及职称

1. 年龄

托育服务人员需求的年龄、教龄及职称问题也是各方关注的焦点。从调查结果（见图 2-10）不难看出，58.24％的家长和 68.30％的托育机构最期待年龄为 25~30 岁的从业人员，24.18％的家长和 20.77％的机构表示托育人员的年龄最好为 31~35 岁，也有 8.20％的机构和 8.79％的家长对年龄在 25 岁以下的从业人员表示期待，没有家长和机构选择 40 岁以上年龄的托育服务人员。由此可见，市场还是偏好年轻化的托育服务人员。

2. 教龄

教龄是指教师在持续从事教学工作上累计的时间，在一定程度上可以代表教师教育教学的工作经验。不同教龄的教师在工作经验、婴幼儿托育服务技能、综合育人等方面是存在差异的。从家长问卷调查结果来看（见图 2-11），46.15％家长表示期待托育服务人员的教龄最好是 6~8 年，这也是家长问卷中选择人数最多的一个教龄段；有 36.26％的家长对 3~5 年教龄段的托育人员表示期待，7.69％的家长对教龄 10 年以上的托育服务人员比较期待，5.49％的家长期待托育服务人员的教龄在 3 年以下。从托育机构的调查问卷来看，教龄为 3~5 年的托育服务人员最受托

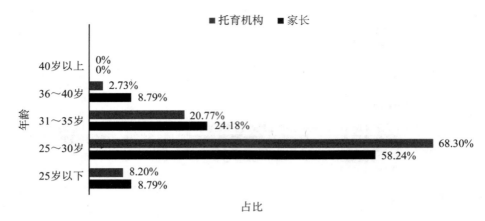

图 2-10　家长和托育机构对托育服务人员年龄的期待

育机构期待，占比48.63％；其次是28.42％的机构对教龄为6～8年托育服务人员表示期待，10.38％的机构对有9～10年教龄的从业人员表示期待，7.10％的机构表示期待10年以上教龄的托育服务人员；最不受托育机构期待的是教龄在3年以下的年轻婴幼儿托育服务人员。

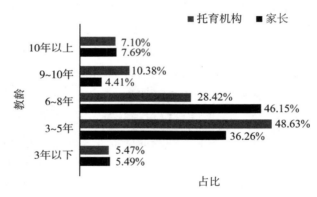

图 2-11　家长和托育机构对托育服务人员教龄的期待

3. 职称

职称体现了婴幼儿托育服务人员在专业技术、能力及成就方面的等级水平，是托育服务人员工作能力和专业技术水平的象征。家长和机构最期待的托育服务人员的职称是中级和高级（见图2-12），其中37.17％的机构和45.05％的家长期待中级职称的托育服务人员；40.70％的机构和34.07％的家长表示期待高级职称的托育服务人员。

总的来看，家长和托育机构对0～3岁婴幼儿托育服务人员在年龄、教龄和职称方面的需求是高于婴幼儿托育服务行业人员现有条件的。大部分家长和机构对人才的期待如下：一是偏好年龄结构年轻化（25～30岁）的从业人员；二是偏好教龄为3～8年的托育服务人员；三是偏好职称为中、高级的婴幼儿托育服务人员。这对当前托育服务专业人才的培养工作提出了很高的要求。

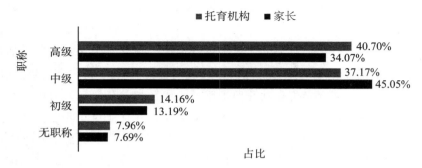

图 2-12   家长和托育机构对托育服务人员职称的期待

（四）托育服务人员需要获取的相关证书

超过一半调查人数的家长在回答"您认为托育服务人员除了获取幼儿园教师资格证以外，还可以取得哪些证书"这个问题时，同时勾选了育婴师资格证、家庭教育指导师资格证、婴幼儿照护资格证（"1＋X"证书）选项。其中，有 87.91％的家长选择了育婴师资格证，有 84.62％的家长选择了家庭教育指导师资格证。在对托育机构的调查中，也有超过一半的托育机构工作人员同时勾选了育婴师资格证和家庭教育指导师资格证，其中，又以选择家庭教育指导师资格证的人数最多，占 77.88％（见表 2-13）。

表 2-13   家长和托育机构期待托育服务人员获取的证书

证书名称	家长比例	托育机构比例
育婴师资格证	87.91％	59.29％
家庭教育指导师资格证	84.62％	77.88％
婴幼儿照护资格证（"1＋X"证书）	74.73％	39.82％
其 他	7.69％	11.5％

育婴师资格证、家庭教育指导师资格证和婴幼儿照护资格证（"1＋X"证书）这三种证书是从事托育服务和家庭教育工作的专业性资格证书，也是相应从业者的必备证书。首先是育婴师资格证，2003 年国家人力资源和社会保障部出台《育婴师（员）国家职业技能标准》（2017 年二次修订），文件中对育婴师进行了职业认定："主要从事 0～3 岁婴儿照料、护理，指导家长科学育儿的人员。"育婴师资格证一共分为三个等级：初级（国家职业资格五级）、中级（国家职业资格四级）、高级（国家职业资格三级）。不同级别的育婴师，在 0～3 岁婴幼儿生活照料、保健与护理、教育实施和指导与培训四个方面有着不同的工作要求。其次是家庭教育指导师，主要是帮助 0～3 岁婴幼儿家庭协调维系家庭成员间的人际关系，并向家长宣传正确的育儿观念，指导家长进行科学育儿。目前，家庭教育指导师资格证颁发部门较为混乱，

尚没有国家统一认可的权威部门进行认定。但从调查中反映出托育机构和婴幼儿家长们对于具有家庭教育指导能力人才的迫切需求。《意见》中也指出："发展婴幼儿照护服务的重点是为家庭提供科学养育指导。"期待相关部门能尽早制定家庭教育指导师的职业认定标准。最后是婴幼儿照护资格证书，它是我国教育部颁发的第三批"1＋X"证书，整合了早期教育和护理两个领域的技能，针对1～3岁婴幼儿所需的照护需求，围绕"托幼一体"的婴幼儿照护服务机构及相关公益性社会服务机构，培养面向服务一线的托幼、育幼高素质技术技能人才，并且能对幼儿照护从业人员进行培训、指导和管理。该证书针对不同层级岗位的需求，设置了三个职业技能等级——初级、中级和高级。具体要求：初级照护人员要能为婴幼儿提供基础性生活照料、日常保健护理，并进行基础性早期教育训练；中级照护人员要能为幼儿提供针对性生活照料、生长发育监测、安全风险应对，掌握幼儿早教新知识、新技能；高级照护人员则须掌握幼儿发展的特点并能够制定培养方法，对家长和照护服务人员进行培训、指导，并掌握岗位管理知识。除了上文所说的三个证书以外，少部分家长和托育机构还提出希望0～3岁托育服务人员取得与幼儿心理发展和健康营养有关的职业资格证书。

（五）托育服务人员需要具备的专业素质

在实际调查中，我们将托育服务人员的专业素质划分为三个维度：师德包括职业道德和工作态度；专业技术包括专业知识和专业能力；专业技能包括能写能画、能唱能跳。调查结果显示（见图2-13），家长和托育机构认为托育服务人员最重要的专业素质依次是职业道德、工作态度、专业知识、专业能力、能写能画、能唱能跳等。

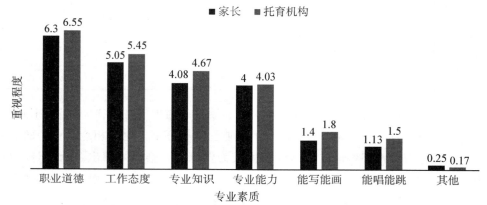

图2-13 家长和托育机构对托育服务人员素质的重视程度

1. **重视职业道德与工作态度**

家长和托育机构都十分重视托育服务人员的职业道德与工作态度。毕竟婴幼儿托育服务面向的群体是3岁以下的婴幼儿及其家长，也是婴幼儿接触到的人生第一位老师。所以，职业道德和工作态度应该放在首要位置。婴幼儿托育服务人员首先应该树立正确的儿童观、教育观和教师观，具有责任心、爱心和耐心，关心儿童，尊重儿童，坚持儿童优先，维护婴幼儿的合法权益，确保婴幼儿的安全和健康。

2. 看重婴幼儿发展与婴幼儿保育教育等专业知识

专业知识体现了婴幼儿托育服务人员的专业性与独特性，是0～3岁婴幼儿托育服务人员专业素养的重要组成部分。调查结果显示（见图2-14），家长和托育机构最看重的专业知识分别为婴幼儿发展知识与婴幼儿保育教育知识，家庭教育知识和婴幼儿营养喂养知识位列其后。

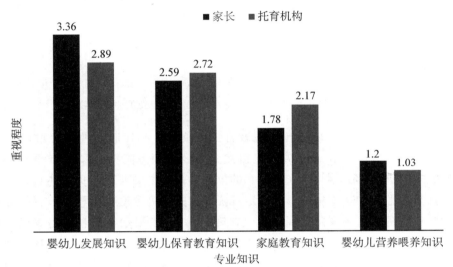

图2-14　家长和托育机构对托育服务人员专业知识的重视程度

婴幼儿发展涉及0～3岁婴幼儿身心发展规律和特点等方面的知识，是托育服务人员专业知识的核心基础内容，是托育服务人员顺利开展各类托育服务工作的根本保障。它包含了婴幼儿身心发展规律、婴幼儿年龄特征与个体差异和婴幼儿照护相关法律法规等知识。婴幼儿保育指导着保育人员开展托育服务工作，是托育服务人员开展保育和教育工作的理论基础，解决了托育员"应该做什么"和"怎样做才是正确的"的问题。具体来说，它包括婴幼儿卫生安全与保健、婴幼儿保育的知识与方法、了解婴幼儿的基本方法等内容。

3. 强调婴幼儿观察与评价、家庭教育指导、婴幼儿活动设计与组织等专业能力

如果专业知识是婴幼儿托育服务人员专业素质的土壤，那么专业能力就是土壤之上开出的花朵。在问卷调查中，家长和托育机构分别对教育研究能力、婴幼儿观察与评价能力、家庭教育指导能力、沟通能力、婴幼儿活动设计与组织能力、专业反思能力、创新创业能力、玩教具设计制作能力、环境创设能力、信息技术应用能力、婴幼儿保育保健实操能力、自主学习能力共12项专业能力进行了重要性排序。其中，教育研究能力、家庭教育指导能力和婴幼儿观察与评价能力在家长和机构的问卷调查中，均排在了前三名的位置（见图2-15）。

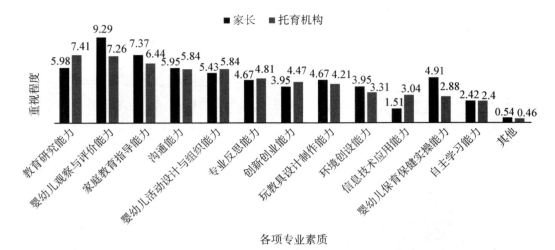

图 2-15　家长和托育机构对托育服务人员各项专业能力的重视程度

　　婴幼儿托育服务人员应具备家庭教育指导能力，相比起其他年龄段的教育而言，这项能力在婴幼儿托育服务中显得尤为重要。国务院办公厅发布的《意见》将"家庭为主、托育补充"原则放在了第一的位置，指出婴幼儿照护负主体责任的是家庭，对儿童的监护和抚养是父母的法定责任和义务，为家庭提供科学养育指导是婴幼儿照护服务的重点内容。在调查中，有许多0～3岁婴幼儿家长纷纷表示，在教养孩子过程中遇到的最大困难是缺乏科学教养孩子的知识方法、不了解孩子的身心发展规律及缺乏对孩子的生活照料经验，这也反映了托育服务人员开展家庭教育指导的现实重要性。此外，家长和托育机构对托育服务人员的教育研究能力、沟通能力同样较为重视，其程度甚至超过了婴幼儿活动设计与组织能力。特别是在托育机构的调查中，对教育研究能力和沟通能力的重视程度分别排在第一名和第四名；在家长问卷结果统计中，对教育研究能力的重视程度也排在了第二名。由此可见，市场希望婴幼儿托育服务人员要具有终身学习和持续发展的意识和能力，托育服务人员要不断提升自身的专业发展，就需要具有一定的教育研究意识和研究能力，在实践中能主动收集相关信息并进行反思和分析。

　　沟通能力是托育服务人员与婴幼儿及其家长之间的桥梁，沟通能力会对托育服务质量产生影响，还会在一定程度上反映出教师的职业能力。托育机构从业人员的沟通能力包含三方面内容：一是与0～3岁婴幼儿沟通表达的能力，这是保育服务人员了解婴幼儿、开展保育服务、组织游戏活动等一系列工作的前提和基础；二是与家长沟通的能力，托育服务人员兼顾着向家长宣传正确的育儿观念、帮助家长进行科学育儿的职责，这就需要托育服务人员与家长之间进行良好的表达和沟通，共同合作；三是同事间的沟通能力，托育服务人员的言行举止都是幼儿模仿的对象，能与同事间融洽沟通，建立良好的人际关系，这对创设良好的婴幼儿班级精神环境，确保各项托育服务工作的顺利开展起着促进作用。

第三节　0～3 岁婴幼儿托育服务专业人才需求的影响因素

一、制度与政策层面

从 2016 年 1 月 1 日"全面二孩"政策放开到 2021 年 5 月 31 日"全面三孩"政策的推出，鼓励多孩的生育政策在我国开始全面施行，家庭对 0～3 岁婴幼儿高质量托育服务的需求日益旺盛。然而当前我国托育服务专业人才发展存在着专业人才短缺、从业人员资格准入门槛低、专业化程度不够、岗位培训制度不完善、工作待遇缺乏保障机制等问题，亟须国家政策和制度的引领和规范。

2016 年 1 月，国务院印发的《中共中央国务院关于全面实施两孩政策 改革完善计划生育服务管理的决定》指出："引导和鼓励社会力量举办非营利性妇女儿童医院、普惠性托儿所和幼儿园等服务机构。"为进一步贯彻该文件和党的十九大精神，解决婴幼儿托育难的问题，支持更多家庭生育二孩，部分地区开始探索出台相关文件，促进托育服务的发展。其中 2018 年上海市出台的《关于促进和加强本市 3 岁以下幼儿托育服务工作的指导意见》《上海市 3 岁以下幼儿托育机构管理暂行办法》《上海市 3 岁以下幼儿托育机构设置标准》最具有代表性。2019 年《政府工作报告》提出："加快发展多种形式的婴幼儿照护服务。"同年 5 月，国务院发布了《意见》，这是我国第一个国家政策层面的针对 0～3 岁婴幼儿托育服务的指导意见，托育行业进入政策制度规范化发展阶段。接着，10 月卫健委出台了《托育机构设置标准（试行）》和《托育机构管理规范（试行）》，推动托育机构规范化、标准化建设。2021 年 1 月，卫健委印发《托育机构保育指导大纲（试行）》，旨在"指导托育机构为 3 岁以下婴幼儿提供科学、规范的照护服务，促进婴幼儿健康成长"。2021 年 6 月 26 日中共中央、国务院发布的《关于优化生育政策促进人口长期均衡发展的决定》中单列"发展普惠托育服务体系"部分，特别提到：将婴幼儿照护服务纳入经济社会发展规划，强化政策引导，通过完善土地、住房、财政、金融、人才等支持政策，引导社会力量积极参与（见表 2-14）。婴幼儿托育服务体系的建设关乎国家经济社会的稳定发展与家庭幸福，是三孩政策有效实施的强有力支撑，对实现我国乡村振兴等战略和建成社会主义现代化强国目标具有重大的战略意义。

表 2-14　我国托育服务行业相关政策文件

时　间	发布部门	文件名称
2016 年 1 月 5 日	国务院	《中共中央国务院关于全面实施两孩政策 改革完善计划生育服务管理的决定》
2016 年 12 月 30 日	国务院	《国家人口发展规划（2016—2030）》
2017 年 1 月 10 日	国务院	《国家教育事业发展"十三五"规划》

续表

时间	发布部门	文件名称
2019 年 5 月 9 日	国务院	《国务院办公厅关于促进 3 岁以下婴幼儿照护服务发展的指导意见》
2019 年 6 月 1 日	财政部等	《关于养老、托育、家政等社区家庭服务业税费优惠政策的公告》
2019 年 10 月 1 日	住建部	《托儿所、幼儿园建筑设计规范》(修订版)
2019 年 10 月 8 日	卫健委	《托育机构设置标准(试行)》《托育机构管理规范(试行)》
2019 年 10 月 9 日	发改委 卫健委	《支持社会力量发展普惠托育服务专项行动实施方案(试行)》
2020 年 12 月 31 日	国务院	《国务院办公厅关于促进养老托育服务健康发展的意见》
2021 年 1 月 12 日	卫健委	《托育机构保育指导大纲(试行)》
2021 年 6 月 25 日	发改委 民政部 卫健委	《"十四五"积极应对人口老龄化工程和托育建设实施方案》
2021 年 6 月 26 日	国务院	《中共中央 国务院关于优化生育政策促进人口长期均衡发展的决定》
2021 年 9 月 27 日	国务院	《中国儿童发展纲要(2021—2030 年)》
2022 年 1 月 21 日	卫健委 应急管理部	《托育机构消防安全指南(试行)》

(一)对 0～3 岁婴幼儿服务专业人才需求数量的影响

《意见》中提出:到 2025 年,基本形成多元化、多样化、覆盖城乡的婴幼儿照护服务体系。为此,卫健委发布的《托育机构设置标准(试行)》中对新建居住地、老城区和已建成的居住地,以及城镇、农村社区等都提出了统筹完善托育机构建设的要求,以满足广大家庭的需求。得益于国家政策对 0～3 岁婴幼儿托育行业发展的支持,近年来我国托育服务行业的市场得到快速发展。随之而来的则是托育服务专业人才短缺的问题。《托育机构设置标准(试行)》中明确提出保育人员与各年龄段婴幼儿的比例要求:乳儿班 1∶3;托小班 1∶5;托大班 1∶7。若想满足师幼比例需要保证有充足数量的婴幼儿托育服务从业人员。然而,我国 0～3 岁婴幼儿托育服务起步晚、底子较薄,目前在各类托育机构中,托育服务人员主要由幼儿园教师、早教教师、育婴师担任,还有部分无学前教育专业背景的从业人员。以学前教育专业为背景的幼儿园教师,学习和研究对象主要针对 3～6 岁幼儿,但也会接触到一些婴幼儿教育方面的知识,只是所学难以支撑从事 0～3 岁婴幼儿托育服务的实践操作。育婴师已有国家职业技能标准,可以考取初级、中级、高级三个职业等级,但这个考试对基本文化程度的要求只是初中毕业,学历门槛低且不要求专业背景,对于晋级培训期限要求初级和中级培训不少于 160 个标准学时,高级不少于 120 个标准学时，培训质量得不到保证。如何解决托育服务专业人才的紧缺问题，《意见》指出：院校和职业院校（含技工院校）要根据需求开设婴幼儿照护相关专业……加快培养婴幼儿照护相关专业人才，将婴幼儿照护服务人员作为急需紧缺人员纳入培训规划。相信不久的将来，大批高校将会开设婴幼儿托育类相关专业，培养系统学习0～3岁婴幼儿托育专业知识从而具备相关能力的人才。但要想留住托育服务专业人才，确保托育服务人员的稳定性，还需要建立科学合理的薪酬标准和职称评审制度，提高托育服务人员的收入水平和发展动力。

（二）对0～3岁婴幼儿托育服务专业人才需求质量的影响

国家政策鼓励增加托育服务供给的同时，还十分强调提高0～3岁婴幼儿托育服务的质量。《意见》在发展目标中明确提出：到2025年，婴幼儿照护服务水平明显提升。婴幼儿照护服务水平的提升需要高质量的托育服务专业人才为保障，要"建设一支品德高尚、富有爱心、敬业奉献、素质优良的婴幼儿照护服务队伍"。除《意见》外，《托育机构设置标准（试行）》《托育机构管理规范（试行）》及《托育机构保育指导大纲（试行）》等文件都对婴幼儿托育服务专业人才的专业性提出了相应要求（见表2-15）。

表 2-15　各政策文件对托育服务专业人才专业性的要求

文件名称		对托育服务专业人才的质量的相关要求
《国务院办公厅关于促进3岁以下婴幼儿照护服务发展的指导意见》	职业道德	1. 儿童优先 2. 保护婴幼儿，确保婴幼儿的安全和健康 3. 品德高尚 4. 富有爱心 5. 敬业奉献
	专业知识与能力	1. 遵循婴幼儿成长特点和规律，促进婴幼儿在身体发育、动作、语言、认知、情感与社会性等方面的全面发展 2. 为家长提供婴幼儿早期发展指导服务 3. 开展新生儿访视、膳食营养、生长发育、预防接种、安全防护、疾病防控 4. 学习婴幼儿照护服务相关法律法规，增强法治意识
《托育机构设置标准（试行）》	专业知识与能力	1. 机构负责人应具有大专以上学历，有从事儿童保育教育、卫生健康等相关管理工作3年以上的经历，且经托育机构负责人岗位培训合格 2. 保育人员主要负责婴幼儿日常生活照料，安排游戏活动，促进婴幼儿身心健康，养成良好行为习惯。应具有婴幼儿照护经验或相关专业背景。受过婴幼儿保育相关培训和心理健康知识培训 3. 保健人员应当经过妇幼保健机构组织的卫生保健专业知识培训合格

续表

文件名称	对托育服务专业人才的质量的相关要求	
《托育机构管理规范（试行）》	职业道德	1. 坚持儿童优先的原则 2. 尊重婴幼儿成长特点和规律 3. 确保婴幼儿的安全和健康
	专业知识与能力	1. 以游戏为主要活动形式，促进婴幼儿在身体发育、动作、语言、认知、情感与社会性等方面的全面发展 2. 科学制订食谱，保证婴幼儿膳食平衡 3. 做好婴幼儿饮食、饮水、喂奶、如厕、盥洗、清洁、睡眠、穿脱衣服、游戏活动等服务 4. 加强法治教育 5. 提高心理健康水平
《托育机构保育指导大纲（试行）》	职业道德	1. 尊重儿童 2. 安全健康 3. 积极回应 4. 科学规范
	专业知识与能力	1. 创设适宜环境 2. 合理安排一日生活和活动 3. 掌握不同年龄段婴幼儿营养与喂养、睡眠、生活与卫生习惯、动作、语言、认知、情感与社会性等知识与能力

在职业道德方面，以上四个文件内容都突出强调了托育服务人员要以儿童为优先、尊重儿童、保护儿童安全与健康；在专业知识与能力方面，强调要坚持以游戏为主要活动形式，丰富婴幼儿的直接经验，遵循婴幼儿的身心发展规律和特点，促进婴幼儿在身体发育、动作、语言、认知、情感与社会性等方面的全面发展及为家长提供科学育儿的指导。此外，文件还十分关注婴幼儿托育服务人员的心理健康，要求托育服务人员要进行心理健康方面的培训和学习，不断提升自己的心理健康水平；对婴幼儿托育服务人员开展法治教育，提升从业人员的法治意识，必要时要能帮助婴幼儿维护其合法权益。由此可见，上述政策文件都对托育服务人才的质量作出了相应的规范和标准，但尚欠缺托育服务人才资格准入方面相关的标准和内容。

目前，我国关于托育服务人才的从业资质、资格准入制度尚不健全。虽然《意见》在 2019 年就提出要逐步实行从业人员的职业资格准入制，但在它之后颁布的《托育机构设置标准（试行）》文件中，也只是对保育人员的专业背景做出了相关要求，要求具有婴幼儿照护的专业背景。对从业人员应具备的学历水平、资格证书、从业经历等方面还没有做出明确规定。

婴幼儿托育服务人员具有专业性，从国家层面出台关于婴幼儿托育服务人员的专业标准，应该明确从业人员在职业道德、专业知识和专业能力上应符合的标准，从源头上筛选符合资质、学历、专业和职业道德等各项标准的从业人员是十分有必要的。对此，可以参考地方出台的相关政策和内容，严把托育服务人员质量的"准入关"。如上海市在 2018 年出台了《关于促进和加强本市 3 岁以下幼儿托育服务工作的指导意见》《上海市 3 岁以下幼儿托育机构管理暂行办法》《上海市 3 岁以下幼儿托育机构设置标准》一系列文件，对从业人员应具备的资质提出了较为明确的要求：托育服务机构专职负责人应当具有大专及以上学历，同时具有教师资格证和育婴员四级及以上国家职业资格证书，有从事学前教育管理工作 6 年及以上的经历，能胜任机构管理工作；育婴员应当具有大专及以上学历，并取得育婴员四级及以上国家职业资格证书；保育员应当取得保育员四级及以上国家职业资格证书；保健员应当具有中等卫生学校、幼师或高中及以上文化程度，经过本市妇幼保健机构组织的卫生保健专业知识培训并考核合格。[①]

近年来，持续发布的各种国家级或地方性 3 岁以下婴幼儿托育政策和制度，让我国 0～3 岁婴幼儿托育服务的发展不断规范化，从无序到有序。制度和政策的不断出台和完善成为托育服务发展的导航灯和风向标，政策指引着托育服务的开展，而随着托育服务的开展，政策也得到了不断的补充和完善，两者相辅相成，为切实提高我国托育服务水平、满足人民群众的托育需求、推进"幼有所育"铺好道路。

二、托育服务专业人才角色的演变

托育服务专业人才培养是建设 0～3 岁婴幼儿托育服务体系过程中的重要环节，了解托育服务专业人才角色的演变，厘清托育服务人员与其他相似育儿角色的差别，才能对托育服务专业人才进行合理的角色定位，这对增加托育服务人员的数量和提高质量有着双重影响。通常来说，婴幼儿主要是家庭与父母来进行照料与抚养，而母亲往往被视为最重要和最主要的照料人和抚养者。但随着社会经济的发展，女性越来越多地参与到工作中，0～3 岁婴幼儿托育需求也因应而生，社会逐渐出现了以下五种托育职业。

1. 保姆

在中国历史上，保姆这个社会角色出现较早，是私人托育方式中的服务承担者（此处的私人托育的说法是相对于政府、社会企业或组织提供的公共托育服务而言的）。在现代社会，保姆已经成为一种家政服务，保姆托育为如今我国 0～3 岁婴幼儿家庭选择托育的重要方式。相较于公共托育机构，保姆托育更具有灵活性且更为便利，能够实现一对一的定制式服务。在婴幼儿照护服务过程中，保姆更多是父母照顾婴幼儿的替代者或协助者，是婴幼儿日常生活起居的照顾者，负责婴幼儿的饮食、睡眠、如厕和卫生，兼具一定的陪伴者和保护者的角色。

---

① 华诗涵、刘馨：《婴幼儿托育服务机构从业人员队伍建设经验及启示——以上海市、南京市为例》，载《幼儿教育（教育科学）》，2019(9)。

2. 月嫂

月嫂，即母婴护理师。从名称上不难看出，月嫂的主要职责是对新生儿和月子期的产妇提供专业护理服务，进行一定的家庭护理指导。因此，月嫂不同于一般的保姆，需要具备产后护理相应的专业知识和技能，须持证上岗。一般由有生育经验的中年女性或从事妇幼保健工作的医生、护士担任。[1] 本质上月嫂还是属于家政服务人员，而非"主动教育全过程"的教育工作者。

3. 保育员

保育员是在幼儿园、托儿所及其他社会保育机构中负责保育工作的人员。在实践中，保育员与幼儿教师都是学前教育工作者，区别在于两者分工不同。保育员主要负责幼儿园中照料儿童基本生活、辅助幼儿教师的教学工作等。因此，保育员需要掌握基本的婴幼儿营养常识、常见疾病预防知识、婴幼儿生理发展常识、安全常识等专业知识与能力，并拥有良好的职业道德。

4. 育婴师

育婴师是对 0～3 岁婴幼儿进行日常生活照料、护理和教育的服务人员，并能在一定程度上对家长育儿行为和方法进行指导。因此，育婴师具有专业性，需要具备婴幼儿日常生活照料、生活保健与护理、动作技能训练、智力开发、社会行为及人格培养、实施个别化教学计划方面的专业知识和操作技能。与负责照顾婴幼儿日常生活的保姆和负责新生儿和产妇产后护理的月嫂不同，育婴师的主要工作是运用科学知识和方法，对婴幼儿父母教养方式进行指导和协助，而非代替父母照护婴幼儿。

5. 托育服务人才

托育服务人员是专门为 0～3 岁婴幼儿提供科学、规范的照护服务的人员。不同于幼儿园设有分工明确的保育员和幼儿教师，托育服务人员既要负责照护、保育工作，也要负责婴幼儿早期教育工作。因此，托育服务人员除了需要掌握 0～3 岁婴幼儿身心发展特点及规律、婴幼儿教育活动设计与组织、婴幼儿游戏等知识和能力外，还需要掌握婴幼儿日常生活保健与护理、婴幼儿营养与膳食等技能。由于托育服务对象的特殊性，托育服务人员还需要对家庭、社区进行科学育儿指导，提供托育服务。

从保姆、月嫂、保育员、育婴师到托育服务人员，0～3 岁婴幼儿托育服务在国家政策的引导和规范下逐渐标准化和规范化，对托育服务从业人员的素质要求也在不断提高，从协助家庭照料婴幼儿到能指导家庭成员进行科学育儿，新的要求与挑战前所未有。

三、社会多样化托育需求

随着"三孩"政策的落地实施，广大 0～3 岁婴幼儿家长对托育服务需求更为紧

---

① 杨丽、朱明瑶、尹毅：《月嫂陪护对婴儿健康影响的调查分析》，载《护理学杂志》，2011(18)。

迫，不同类型家庭对托育服务的需求存在差异。一是托育形式上，各地托育服务的形式不够多样和灵活，满足不了家庭多样化的托育需求。仅有少部分地方，如上海、南京等地区，在其地方性托育政策中明确提出可采取全日托、半日托、计时托、临时托等形式。有学者的调查研究显示，需求全日制托育的家长多达 61.50%，半日制其次，临时制、寄宿制、假期制的托育服务同样受到部分家长需求，家长对托育服务内容与类型的需求呈现多元化。大部分双职工家庭更倾向于日托或半日托的托育服务；而因工作的特殊性，部分家庭需要灵活、弹性大的托育服务，如周末托育、夜间托育、假期托育等；以家庭照护为主的家长偶尔也会需要临时托育服务。二是公共托育资源严重缺乏，家庭托育压力大。随着国家政策对发展托育服务的支持，近年来市场上涌现了许多面向 0～3 岁婴幼儿托育服务的机构，其中大部分以民办力量为主。有的是早教机构创新业务模式，尝试进行托育服务；还有的是幼儿园尝试年龄段的下探，招收对象多为 2 岁左右的幼儿，以民办幼儿园居多。民办托育机构多是以营利为目的的机构，收费价格偏高，对工薪阶层的家庭来说存在不小压力。2016 年原国家卫计委在 10 个城市开展了"城市家庭 3 岁以下婴幼儿托育服务需求调查"，研究结果显示 76.80% 的家长期望孩子能上公办托育机构。此外，2017 年中国人民大学与国务院妇女儿童工作委员会联合进行的在天津市、黑龙江省、山东省、四川省四个省市的"城市 0～3 岁托育服务需求和供给抽样调查"中，也显示超过 70.00% 的家长希望为婴幼儿选择公办托育机构，愿意选择民办托育机构的家长占比不到 7.00%，托育服务的主体是公"退"民"进"的。①

实现"幼有所育"，满足社会多样化托育需求是保障。"育"具有保育和教育双重含义，是指为学前婴幼儿群体(0～6 岁)提供的早期照护和早期教育(也称"托育"或"育教")，对于 3 岁前婴幼儿，它主要是指保育和早教服务。② 因此，托育服务是面向 0～3 岁婴幼儿和家长，提供营养与喂养、睡眠、生活与卫生习惯、动作、语言、认知、情感与社会性等方面的保育服务。托育机构根据家庭需求，提供系统且专业的托育服务，起到协助父母照护婴幼儿、指导父母科学育儿的功能。

要满足社会多样化的托育需求，发展多元化多主体托育服务供给体系是关键。托育服务具有公共性和公益性，属于"学前教育公益性事业"。2020 年 10 月，党的十九届五中全会作出的一项重大决策为"发展普惠托育服务体系"，强调"普惠性是以普遍惠及、人人享有为价值取向"。③ 因此，0～3 岁婴幼儿托育服务体系的建设首先需要广泛吸收社会力量，鼓励和支持企事业单位、机关、社会组织和个人等投入创办具有中国特色的公益性与公共性托育机构，增加机构数量，为单位职工、社

---

① 杨菊华：《理论基础、现实依据与改革思路：中国 3 岁以下婴幼儿托育服务发展研究》，载《社会科学》，2018(9)。

② 杨菊华：《新时代"幼有所育"何以实现》，载《江苏行政学院学报》，2019(1)。

③ 王海英：《公益性、普惠性、科学性——新政策背景下的幼儿园新文化建设》，载《幼儿教育》，2011(Z6)。

区居民提供 0～3 岁婴幼儿托育服务。其次还应该挖掘社区托育服务的功能，发挥社区在场地、人员、环境、安全方面的作用，将托育服务纳入社区服务体系。多元化的托育主体在增加托育供给的同时，对婴幼儿托育服务专业人才的需求也随之而来，需要数量较多的托育服务专业人才进入托育队伍中来。此外，《意见》指出："各类婴幼儿照护服务机构可根据家庭的实际需求，提供全日托、半日托、计时托、临时托等多样化的婴幼儿照护服务。"全日托主要在工作日早上(通常为 8 点或 9 点)至下午(通常为 16 点或 17 点)提供托育服务；半日托主要提供上午托或下午托的托育服务；计时托根据家长需要进行计时托育收取费用，服务时间相对灵活；临时托是指以家庭照护为主的家长，临时需要托育服务，根据家长需求提供服务。因此，托育机构应提供多样化、灵活性的服务形式，满足不同家庭的托育需求，开展有针对性的托育服务。这也对婴幼儿托育服务专业人才质量提出了要求——托育服务人员要能依据自己的专业性，掌握不同家庭的托育需求，提供灵活且有针对性的专业托育服务。

第三章

0～3 岁婴幼儿托育服务专业人才供给现状调研

Chapter Three

第一节 0～3岁婴幼儿托育服务专业人才供给发展

一、0～3岁婴幼儿托育服务专业人才供给模式沿革

(一)中华人民共和国成立之初到21世纪初，婴幼儿公共教保经历了曲折发展的过程

自中华人民共和国成立之初到20世纪90年代中期，我国0～3岁婴幼儿托育服务主要融于国家机关、企事业单位、高校、街道的幼儿园或托儿所教育中。从业人员也多为幼儿园教师或企事业单位有育儿经验且无固定工作的女性长辈，没有严格的准入标准。1984年，《中共中央关于经济体制改革的决定》出台后，0～3岁婴幼儿教育服务走向市场化，照护养育婴幼儿责任回归到家庭。至21世纪初，大量的机关、企事业单位、高校和街道集体等举办的公共教保机构集中停办，我国0～3岁婴幼儿公共教保服务体系基本停滞，公共教保服务缺乏，婴幼儿照护以家庭照看为主。公共的婴幼儿教保工作出现了断崖现象，使得当前我国0～3岁婴幼儿公共教保服务资源严重缺乏，婴幼儿教保大都由家庭承担。从20世纪90年代中期以来，我国托育服务较长时期处于"政府缺位、市场失灵、家负全责"的状态。

(二)20世纪80年代至2010年，政府出台的系列文件中并无从业人员标准化要求

1981年6月颁布的《三岁前小儿教养大纲(草案)》初步规范了0～3岁婴幼儿的教养工作。2001年，国务院发布《中国儿童发展纲要(2001—2010年)》，强调要发展0～3岁婴幼儿早期教育，建立并完善0～3岁婴幼儿教育管理体制。同年，教育部在《全国教育事业第十个五年计划》中提出"积极发展学前三年教育，重视发展儿童早期教育，幼儿园应为社区的早期教育提供服务"。内容主要集中在托儿所建筑设计规范、托儿所卫生保健、托幼衔接等方面，没有对从业人员有规范要求。2003年《育婴员国家职业标准(试行)》颁布，被定义为"主要从事0～3岁婴儿照料、护理和教育的人员"的育婴员诞生。但是，国家公共教育体系和相应社会共育机构并未出现与育婴员相匹配的就业岗位，育婴员的就业空间和场所不明确，大部分经过育婴员培训的人员并未从事与之相关的职业。

(三)2010年以来，国家高度重视婴幼儿教保工作，推动了相关事业发展

2010年《国家中长期教育改革和发展规划纲要(2010—2020年)》中明确指出，要"重视0～3岁婴幼儿教育"。2012年《国家教育事业发展第十二个五年规划》首次提出0～3岁婴幼儿的早期教育的"公益性"发展方向，强调以机构为依托、面向社区和家长开展公益性的婴幼儿早期教育服务和指导模式。同年，教育部办公厅下发

了关于开展"0～3 岁婴幼儿早期教育"试点的通知，决定在上海市、北京市海淀区等 14 个地区开展 0～3 岁婴幼儿早期教育试点。与此同时，高职院校招生目录中开始出现早期教育专业，明确指出这个专业主要为 0～3 岁的婴幼儿发展与教育服务。当年，部分有学前教育专业办学经验的高职高专院校开始申报早期教育专业并实现了招生。也是这些年间，在东部经济发达地区，早期亲子教育机构应运而生，慢慢向西部不发达地区渗透和发展，而这些机构迅速发展的同时也伴随着收费高的"贵族化"早教事业现象，很多家庭未必理解早期教育的重要性，而是因为跟风和趋同送孩子去早教机构，亲子早教机构在这个时期迅速发展。2016 年，国家"全面二孩"政策正式实施，家庭对 0～3 岁阶段的托育要求不再只是"亲子早教"，托育服务成了家庭育儿的主导需求并逐年增长。为此，2019 年 5 月国务院办公厅印发《意见》，托育政策国家文件正式出台。同年，《托育机构设置标准（试行）》《托育机构管理规范（试行）》《支持社会力量发展普惠托育服务专项行动实施方案（试行）》等文件相继出台，从顶层设计方面逐步完善 0～3 岁婴幼儿托育服务体系。国家政策的出台催生相关教育事业和相关专业的建设，早期教育事业的表现形式出现了早期亲子教育机构、早期托育机构、公办托幼一体化的幼儿园、社区托育服务指导机构、家庭式的托育机构等多样的形式。同时，教育部在职业教育 2021 年的招生目录中明确把高职专科"幼儿发展与健康管理"专业更名为"婴幼儿托育服务与管理"专业，专门为 0～3 岁婴幼儿托育服务事业培养人才。到目前，全国有 249 所高职院校开设了与托育服务相关的专业，大多为幼儿师范专科学校和职业技术学院，为婴幼儿托育服务事业培养专业人才。

二、0～3 岁婴幼儿托育服务专业人才供给数量现状

（一）人口出生率在逐年下降，入托率偏低

据中国人口统计年鉴数据显示，2016 年全年新出生人口为 1786 万人，2017 年全年新出生人口减少到 1723 万人，2018 年全年出生人口为 1523 万人，较 2017 年少出生了约 200 万人，人口出生率 10.94‰，2019 年全年出生人口为 1465 万人，人口出生率为 10.48‰，再创新低。2020 年全年出生人口为 1200 万人，2021 年全年出生人口 1062 万人，2022 年全年出生人口 956 万人。调研发现，大部分家庭不想生育的直接原因是"孩子出生后没有人带"，53.85％的 3 岁以下婴幼儿家庭有入托需求（见表 3-1），尤其期待普惠、就近的托育机构且对优质教育的需求远高于基本的照料服务。但是，大部分幼儿园只接收 2～3 岁的幼儿，不愿意也没有能力接收 0～2 岁的婴幼儿。我国城市 3 岁以下婴幼儿的入托率不到 4.10％，而发达国家 3 岁以下婴幼儿的入托率在 25％～55％。

表 3-1　0～3 岁婴幼儿家长送托的意愿调查统计

选项	调查统计数/位	比例/%
有	196	53.85
没有	108	29.67
不确定	60	16.48

(二)社会对托育服务专业人才的需求量大

从国家 2020 年 1 月开始运行的托育机构备案信息系统来看，托育机构的数量稳步增加，但是托育服务专业人才供给却面临着较大缺口，难以满足托育机构的快速扩增需求，突出表现为人员配备不足、师幼比偏低。根据《托育机构设置标准(试行)》的规定，乳儿班师幼比不应低于 1∶3，托小班不应低于 1∶5，托大班不应低于 1∶7。然而调查中发现乳儿班未达标准的机构占比高达 77.80%，托小班未达标准的占比为 35.40%，托大班未达标准的比例为 37.50%。大班额现象和较低师幼比现象表明目前托育机构师资供给普遍不足、师资短缺问题突出。洪秀敏(2021)的调研预测结果表明，即便从双重最低标准(即师生比、低预测方案)看，到 2035 年我国社会所需保教人员的规模最少也要超过 200 万人。在课题组对全国 82 家高校进行调查的数据中，婴幼儿托育服务与管理专业、早期教育专业每年的毕业生总量为 17373 人，每所学校的婴幼儿托育服务与管理专业、早期教育专业的招生量平均为 212 人。如果按每年 50000 人的培养量，也要大概 40 年时间才能逐步满足早期托育事业市场的人才需求。值得注意的是，目前婴幼儿托育服务与管理专业、早期教育专业学生毕业后从事托育服务事业的人员数量并不乐观(见表 3-2)。由此可见，托育服务行业从业人员缺口大将是长期存在的现象。

表 3-2　托育类专业毕业生从事托育行业的比例

选项	调查统计数/位	比例/%
100%	5	6.10
3/4	26	31.71
1/2	23	28.05
1/4	8	9.76
1/5	20	24.39

第二节　0～3岁婴幼儿托育服务专业人才供给的质量

一、0～3岁婴幼儿托育服务专业人才供给质量现状

(一)家长和婴幼儿托育机构的需求现状

1. 家长对托育机构服务人员学历层次期望较高，相关专业毕业生达不到家长期望的学历要求

对托育服务人员的学历调查显示：托育机构服务人员58.41%的学历为专科，本科生仅占32.74%，专科以下学历有8.85%。而对家长希望从业人员的学历的调查中，家长希望托育服务人员学历为本科的占69.23%，认为专科也还可以的仅占13.19%。两组数据对比，家长对于目前托育机构服务人员的学历层次期望是比较高的，而我们现在婴幼儿托育服务人员来源主要集中在高等职业院校（专科）和中等职业学校（中专），职业本科专业招生起步晚，难以满足家长的专业期望（见表3-3和表3-4）。

表3-3　托育机构服务人员学历实际状况

选项	调查统计数/位	比例/%
专科以下	100	8.85
专科	660	58.41
本科	370	32.74
硕士研究生	0	0
博士研究生	0	0

表3-4　家长对托育机构服务人员的学历期望

选项	调查统计数/位	比例/%
专科以下	8	2.20
专科	48	13.19
本科	252	69.23
硕士研究生	32	8.79
博士研究生	8	2.20
无所谓	16	4.40

2. 家长和机构期望服务人员性别均衡，相关专业人才培养性别不均衡

在调研中发现，托育机构中男女教师所占比例存在较大差异，师资性别不平衡的现象显著存在。与男性相比，女性教师比例高达94.51%，男性从业人员仅占

5.49%(见表3-5)。在对家长和机构对于从业者的性别期望调研中发现，家长和机构也认可托育机构服务人员应以女性为主，男性作为适当补充。有21.98%的家长期望相关专业能够增加男性教师的培养比例(见表3-6)，有25.58%的机构管理者认为迫切需要男性加入，希望高校招生时能够有性别比例的规划(见表3-7)，但现实是无论是学前教育专业还是婴幼儿托育类专业男性生源都较少，相关专业不能有效吸引男性入学。

表 3-5　托育机构服务人员性别

选项	调查统计数/位	比例/%
男性	62	5.49
女性	1068	94.51

表 3-6　家长对托育机构创业者的性别期待

选项	调查统计数/位	比例/%
男性	80	21.98
女性	284	78.02

表 3-7　机构管理者对托育机构创业者的性别期待

选项	调查统计数/位	比例/%
男性	110	25.58
女性	320	74.42

3. 家长对服务人员年龄和教龄有期待，而服务人员普遍年轻化、教龄短、经验不足

调查显示，托育机构服务人员的年龄主要分布在30岁以下(见表3-8)。而家长更期待25～35岁这个年龄段的服务人员多一些(见表3-9)。托育机构服务人员教龄普遍在3年以下及3～5年之间(见表3-10)，而家长期望服务人员的教龄在3年以上甚至更长(见表3-11)，否则大部分家长会认为服务人员经验不足，无法对其建立职业信任度。而现实是2013年以来相关专业才开始招生，并且招生数量有限，年轻化、教龄短现象会在将来一定时期内存在。

表 3-8　托育机构服务人员年龄

选项	调查统计数/位	比例/%
25岁以下	280	24.78
25～30岁	680	60.18
31～35岁	150	13.27

续表

选项	调查统计数/位	比例/%
36～40 岁	20	1.77
40 岁以上	0	0

表 3-9　家长对托育机构服务人员的年龄期待

选项	调查统计数/位	比例/%
25 岁以下	32	8.79
25～30 岁	212	58.24
31～35 岁	88	24.18
36～40 岁	32	8.79
40 岁以上	0	0

表 3-10　托育机构服务人员教龄

选项	调查统计数/位	比例/%
3 年以下	290	25.66
3～5 年	580	51.33
6～8 年	200	17.70
9～10 年	30	2.65
10 年以上	30	2.65

表 3-11　家长对托育服务人员的教龄期待

选项	调查统计数/位	比例/%
3 年以下	20	5.49
3～5 年	132	36.26
6～8 年	168	46.15
9～10 年	16	4.40
10 年以上	28	7.69

4. 服务人员工作不稳定，流动性较大

调查显示，在托育机构中，比较稳定和基本稳定占比为 56.30% 左右（见表 3-12），服务人员流动性较大，行业吸引力不足。相较其他行业，托育机构服务人员流动性较大，流失率高，队伍稳定性低（见表 3-13）。

表 3-12　托育机构服务人员稳定性

选项	调查统计数/位	比例/%
很稳定	7	6.67
比较稳定	36	31.86
基本稳定	28	24.44
不太稳定	35	31.11
非常不稳定	7	5.92

表 3-13　托育机构服务人员每年流失情况

选项	调查统计数/位	比例/%
10%及以下流失	69	61.48
10%～20%流失	16	14.08
20%～30%流失	13	11.11
30%～40%流失	15	13.33

5. 托育机构对专科托育类专业人才培养的质量整体满意

在针对专科层次托育类专业人才在职业道德、专业知识水平、专业能力的满意度调查中(见表 3-14、表 3-15 和表 3-16)显示出一定的满意度,说明了托育机构对专业人才的需求较大,对高校早期教育专业及托育类专业的人才培养的专业性认可度高,当然,还存在不同程度的不满意现象也值得人才培养单位的重视和关注。

表 3-14　用人单位对专科层次托育类专业人才的职业道德满意度

选项	调查统计数/位	比例/%
50%以下	7	6.19
50%～60%	17	15.04
60%～70%	15	13.27
70%～80%	26	23.01
80%～90%	24	21.24
90%以上	24	21.24

表 3-15　用人单位对专科层次托育类专业人才的专业知识水平满意度

选项	调查统计数/位	比例/%
50%以下	10	8.85
50%～60%	15	13.27
60%～70%	18	15.93
70%～80%	22	19.47
80%～90%	22	19.47
90%以上	26	23.01

表 3-16　用人单位对专科层次托育类专业人才的专业能力满意度

选项	调查统计数/位	比例/%
50%以下	8	7.09
50%～60%	15	13.27
60%～70%	15	13.27
70%～80%	33	29.20
80%～90%	20	17.70
90%以上	22	19.47

6. 托育机构看重托育服务人员的应用技能

调查显示，58.41%的机构对0～3岁婴幼儿托育服务人员的类型定位为"技能类型"（见表3-17），说明各托育服务机构对自己需要什么样的人非常清楚，他们需要能对0～3岁婴幼儿进行有效照护的技能型人才。只有少数机构认为自己需要学术类型、工程类型或技术类型的人才，这可能与机构的专业对口性、机构办学的成熟水平有关。

表 3-17　托育机构期待的专业人才类型

选项	调查统计数/位	比例/%
学术类型	21	18.58
工程类型	1	0.88
技术类型	25	22.12
技能类型	66	58.41

（二）托育服务专业人才培养现状

1. 在托育类专业人才培养过程中实践基地不能满足人才培养需求

在对全国82所高职院校的托育类专业的办学调查中发现，各高校的实践基地平均为9.7家，58.54%的高校表示在托育类专业的办学过程中实践基地无法满足目前的专业人才培养需求(见表3-18)。这就意味着大部分高校早期教育及托育类专业学生实习实践的时间和空间无法有效保障,各高校专业人才培养过程中的实践能力训练良莠不齐。

表3-18　高校人才培养对实践基地的需求

选项	调查统计数/位	比例/%
能	34	41.46
不能	48	58.54

2. 高职院校早期教育及托育类专业师资队伍年轻化、非专业化现象凸显

在对全国82所高职院校的托育类专业办学调研的数据显示,虽然从教教师的学历78.05%为硕士(见表3-19),但是托育类专业的任教教师的专业背景多为学前教育专业(表3-20),毕业于早期教育专业的教师仅占15.85%,医学专业背景的教师严重缺乏,有的高校专业教师还是其他非学前教育专业转岗的。在教龄、职称上也没有很好的数据表现(见表3-21和表3-22),教龄1～3年的教师占36.59%,虽然10年以上占比有45.12%,但事实上这个数据中有大部分教师职业年限的前半段并不是从事相关专业。从教教师职称结构也不够合理,初、中、高级职称的占比不是一种正态分布状态。总体上来看,托育类专业师资队伍比较年轻,专业性不足,专业实践指导能力会受到相应制约。

表3-19　高职院校托育类专业教师学历

选项	调查统计数/位	比例/%
专科	1	1.22
本科	16	19.51
硕士研究生	64	78.05
博士研究生及以上	1	1.22

表3-20　高职院校托育类专业教师专业背景

选项	调查统计数/位	比例/%
早期教育	13	15.85
学前教育	63	76.83
其他教育类专业	6	7.32
非教育类专业 (请填写具体内容)	0	0

表 3-21　高职院校托育类专业教师从教年限

选项	调查统计数/位	比例/%
1～3 年	30	36.59
4～6 年	8	9.76
7～9 年	7	8.54
10 年以上	37	45.12

表 3-22　高职院校托育类专业教师职称

选项	调查统计数/位	比例/%
助理讲师	30	36.59
讲师	28	34.15
副教授	19	23.17
教授	5	6.10

3. 高职院校早期教育及托育类专业人才培养目标定位准确，注重专业人才知识应用与实践能力的培养

调研显示，高校教师、托育机构的管理者、家长普遍认为"婴幼儿观察与评价能力、家庭教育指导能力、婴幼儿活动设计与组织能力、沟通能力、专业反思能力、教育研究能力"很重要，这些能力都有一个共同的特点，即强调应用、重视实践。其中"婴幼儿观察与评价能力"在高校和家长问卷中得分最高，说明观察评价能力在 0～3 岁婴幼儿培养过程中的重要地位，并且在人才培养过程中各高校一致认为专业知识的有效应用能力是关键（见表 3-23、表 3-24 和表 3-25）。

表 3-23　托育服务人员应具备的专业能力排序（高校）

选项	平均综合得分
婴幼儿观察与评价能力	10.07
家庭教育指导能力	8.70
婴幼儿活动设计与组织能力	7.85
沟通能力	7.06
专业反思能力	6.35
教育研究能力	6.34
婴幼儿保育保健实操能力	5.93
创新创业能力	4.22
玩教具设计制作能力	4.18

续表

选项	平均综合得分
环境创设能力	3.85
自主学习能力	3.44
信息技术应用能力	2.73
其他	0.11

表 3-24　托育服务人员应具备的专业能力排序（托育机构）

选项	平均综合得分
沟通能力	8.04
教育研究能力	7.86
婴幼儿观察与评价能力	7.67
家庭教育指导能力	7.56
婴幼儿活动设计与组织能力	5.35
专业反思能力	5.24
创新创业能力	5.12
玩教具设计制作能力	3.41
环境创设能力	3.08
自主学习能力	2.87
婴幼儿保育保健实操能力	2.60
信息技术应用能力	2.10
其他	0.27

表 3-25　托育服务人员应具备的专业能力排序（家长）

选项	平均综合得分
婴幼儿观察与评价能力	7.67
教育研究能力	7.56
家庭教育指导能力	5.56
婴幼儿活动设计与组织能力	5.37
专业反思能力	5.14
沟通能力	4.74
创新创业能力	4.56
婴幼儿保育保健实操能力	3.64
玩教具设计制作能力	3.41

选项	平均综合得分
环境创设能力	3.02
自主学习能力	2.48
信息技术应用能力	2.20
其他	0.65

二、0～3 岁婴幼儿托育服务专业人才供给矛盾表现

长期以来，0～3 岁婴幼儿托育服务专业人才供给质量普遍较低，主要表现在以下四个方面的矛盾。

(一)人才培养起步晚、数量少与托育市场需求之间的矛盾

长期以来，国家对从事托育服务行业人员专业规范的要求过低。2009 年，人社部门颁布了《育婴员职业等级标准》，但是起点要求很低，初中毕业就可以参加培训考试。2013 年早期教育专业写入高职院校的招生目录，2013—2018 年部分院校开始招录早期教育专业学生进行培养，受就业环境的制约，各院校招生数量都比较有限。2019 年后，受国家政策导向的影响，各高职院校纷纷开设早期教育专业，本科院校的专业目录中至今没有早期教育专业。因此，过去的近 10 年时间，托育服务人员主要来源于高职高专的人才培养，但是数量较少，无法满足托育市场的需求。调研数据也显示，专业人才进口起点低、培养院校出口质量低是制约托育机构服务人员质量的重要因素(见表 3-26)。

表 3-26　影响托育机构服务人员专业人才质量的因素排序

选项	平均综合得分
专业人才进口起点低	2.87
培养院校出口质量低	1.86
机构后续培训未跟上	1.77
专业人才自我学习意识差	1.28

(二)行业吸引力不足与行业高需求之间的矛盾

在现实中，托育服务人员社会地位低，岗位待遇低，行业吸引力不足，从业队伍不稳定，这些情况一直制约着托育行业的发展。我国托育机构主要是民营性质，政府举办的公立机构较少，大部分地区甚至没有。由于没有正规的编制，缺乏社会纵向流动与发展的机会，所以行业的社会影响力严重不足，进一步制约了行业的社会地位。同时，婴幼儿托育工作劳动强度高、心理压力大，而托育服务人员的社会地位、收入水平、福利水平都较低，故很多托育服务人员即便受过相关训练，只要能找到其他工作，他们就会选择离开与婴幼儿托育相关的工作，普通的民营机构更

难留住人才。调研数据显示，岗位工资待遇低、工作压力大、社会地位不高、就业岗位是聘用合同制都是影响托育机构专业人才质量的因素和导致托育机构招不到服务人员的原因（见表 3-27）。行业吸引力不足，每所院校每年托育类专业学生毕业数量原本就不多，毕业后到对口机构就业的比例就更低了，全国只有 6.10％的院校表示学生毕业后都能到相关专业机构就业，大部分院校的专业托育类毕业生能够有一半以上到相关专业机构就业，34％的院校表示只有 20％～25％左右的毕业生去相关专业机构就业（见表 3-29）。以上种种原因最终导致单位招不到人，毕业生不愿去对口机构工作，托育行业内的专业性就无法提升。

表 3-27　影响托育机构托育服务专业人才质量的因素排序

选项	平均综合得分
岗位工资待遇低	3.82
工作压力大	3.50
社会地位不高	2.61
就业岗位是聘用合同制	2.02
提供的就业岗位少	1.61
用人单位不满意人才质量	1.48

表 3-28　托育机构招不到托育服务专业人才的原因

选项	平均综合得分
岗位工资待遇低	2.37
社会地位不高	2.01
岗位缺乏吸引力	1.67
人才质量低	1.38

表 3-29　各高职院校托育类专业学生毕业后到托育机构工作的比例

选项	调查统计数/位	比例/%
100％	5	6.10
3/4	26	37.71
1/2	23	28.05
1/4	8	9.76
1/5	20	24.39

（三）人才培养质量和规格缺乏标准与托育市场质量需求之间的矛盾

近 10 年来，虽然高职高专不断招收托育类专业学生，但是人才培养制度不健全，托育类专业在人才培养方案、专业课程设置与教材建设上缺乏国家专业教学标准的指导。在办学过程中专业建设多是参照《国家育婴员职业等级标准》和《幼儿园教师专业标准（试行）》，但是《国家育婴员职业等级标准》设置入行门槛较低，《幼儿园教师专业标准（试行）》主要针对 3～6 岁的幼儿，对托育类专业的指导意义不明确且不够精准。因此，各院校在专业建设的过程中都是各自为政，根据自己对国家相关文件的理解来研究课程设置，想办法培养符合市场需求的人才。在过去的十年里，高职院校托育类专业在招生、培养、就业等方面都面临极大的难度和挑战。首先，专业招生难。由于家长和考生对托育类专业的前景不看好，导致这类专业招生过程中遇到较多障碍，大部分考生是因为没有被学前教育专业录取调剂到该类专业，学生入学后转专业意向强烈，个别院校反映该类专业学生想转专业的比例高达 90％。其次，师资力量不足，师资队伍中专业对口的教师较少，大部分来自学前教育专业，需要对 0～3 岁的婴幼儿教育进行再学习，才能完成教学。再次，专业实习实训基地匮乏，无法满足人才培养的需求。市场上的托育服务提供者主要是早期亲子教育培训机构，这些机构主要集中在经济比较发达的城市，并且数量很少，内容单一，无法满足相应专业的实习实训要求，更谈不上对实习学生的指导，培养效果不佳。最后，就业出口不明确，人才流失严重，职后晋升不畅。大部分学生认为这类专业缺乏明确的职业资格序列和资格准入证书，毕业后没有明确的就业岗位，导致学生毕业后的就业意向首选幼儿园，托育服务从业率低。入职 1～3 年内流失、转岗严重，而相应专业招生、就业、培养的难度却很大。

（四）托育机构实践指导能力不足与高校人才培养实践指导需求之间的矛盾

2020 年以前，托育服务没有形成专业化的产业链，市场上的早期教育机构主要进行早期亲子教育培训，在业务项目中很少包含托育服务。各机构的亲子课程主要通过加盟购买方式获得，教师上岗前通过相关总部机构的短期培训完成，强调营销技巧胜过职业技能的学习。这些机构主要集中在经济比较发达的城市，并且数量很少，内容单一，高端的国际品牌机构不愿意与高校合作，国内自有品牌鉴于商业化要保证自己课程的私密性，对实习学生不愿意开放课程，这给高职院校早期教育专业开发实习实训基地带来很多困难。一方面用人单位缺人才；另一方面品牌机构又不愿意与学校合作，高职院校相应专业的实习实训无法有效进行，就更谈不上行业企业教师对实习学生的指导，人才培养效果不佳。2019 年以后，托育市场对人才的需求出现了井喷现象，但无论是人才培养的数量还是质量都无法满足市场的需求。部分高校开始与机构进行人才培养合作，但是在具体的实践指导过程中，机构中的大部分服务人员因为专业认知和专业能力不强，很难有效指导学生，辅助高校对人才的培养。

第三节　0～3 岁婴幼儿托育服务专业人才供给的影响因素

影响 0～3 岁婴幼儿托育服务专业人才供给的因素有积极因素和消极因素。积极因素主要表现在国家三孩政策的出台，推动了托育市场的发展，急需大量的托育服务专业人才,给托育类专业的人才培养带来了机遇。随着国家一系列政策的不断出台,托育市场的不断壮大,机构投资人和管理者对托育服务人员的专业性要求越来越高,家庭对托育服务人员专业性要求也在不断提升,推动着人才培养和培训的不断深化和发展。社会、家庭、人才培养机构相互作用,共同促进人才培养规格和质量的不断提升,有效满足市场需求,服务于托育事业。消极因素表现在人才供给的过程中存在的各种制约行业发展和人才培养的因素,具体表现在政府管理层面和人才培养层面。

一、政府管理层面

(一)托育服务投入资金较少且分散

经费投入是行业建设和保障的基础,目前针对0～3岁婴幼儿及家庭教育行业的资金投入较少,资金的相关投入涉及卫生防疫、儿童津贴、托育基础设施等多个方面,并且分散在不同部门,资金投入较为分散。国家对婴幼儿托育服务的资金投入不足,很多服务性的活动难以开展,影响托育行业的发展。在关于托育机构的调研中发现,74.07%的机构希望政府加大经费投入,扶持机构的发展(见表3-30)。

表3-30 托育机构需要政府的支持调查统计

选项	调查统计数/位	比例/%
加大经费投入	20	74.07
成立专门的主管部门	15	55.56
确定收费标准	9	33.33
培育专业师资	21	77.78
编制统一教材	8	29.63
鼓励多元建设	18	66.67
其他	1	3.70

(二)缺少托育服务人员准入标准和专业人才培养标准

卫健委于2019年发布了《托育机构设置标准(试行)》《托育机构管理规范(试行)》,2021年制定并颁布了《托育机构保育指导大纲(试行)》,三份文件对托育机构的托育服务人员工作内容作了规定,也说明了托育服务人员应具有一定的婴幼儿照护经验和具有相关专业的背景,并且应接受过婴幼儿保育和心理健康教育的相关知识培训。部分省市也出台了相应的托育服务人员准入资格,如南京市规定托育服务人员应具有学前教育专业大专以上学历,取得教师资格证和育婴师证,并定期接受专业培训。但是到目前国家层面仍然缺乏统一的托育服务人员的准入标准,《职业教育专业简介(2022年修订)》中对早期教育专业、婴幼儿托育服务与管理专业和婴幼儿发展与健康管理专业从培养目标等方面作了要求和指导,但无专业人才培养标准，导致从业人员入口不规范，高校培养专业人才缺乏专业标准指导。

(三)部门联动机制不够健全，缺乏对托育机构工作过程的评估和监控

《意见》中明确了国家发改委等 17 个部门及组织在婴幼儿照护服务发展中的责任。卫生健康部门"负责制定婴幼儿照护服务的政策规范，协调相关部门做好对婴幼儿照护服务机构的监督管理，负责婴幼儿照护卫生保健和婴幼儿早期发展业务的指导"，妇联组织"负责参与家庭提供科学育儿的指导服务"，教育部门"负责各类婴幼儿照护服务人才的培养"……但是到目前关于托育机构的评估制度没有建立，各部门之间没有形成有效的联动机制，对托育机构中的从业人员的准入资格、儿童发展质量的评估体系尚未建立，使托育机构工作过程没有专门的机构来进行有针对性的监督和管理。托育机构的过程性管理中教育部门没有介入，而卫生管理部门又缺乏对托育机构工作过程的全面监督和质量监控，导致目前托育机构在人员管理和工作过程管理中比较随意。在关于 23 家托育机构是否有《食品经营许可证》的调研中发现，只有 65.22％的机构填写有《食品经营许可证》(见表 3-31)，这在一个侧面反映了部门监管的缺失。

表 3-31　托育机构《食品经营许可证》调查统计

选项	调查统计数/位	比例/%
有	15	65.22
无	1	4.35
正在办理中	6	26.09
(空)	1	4.35

(四)托育服务人员职后培训体系缺失

目前，托育服务人员的职后学习和发展是零散而无系统的。入职后如果进到比较成熟的教育品牌机构，职后会有一定的培训和学习，但是一般来说，机构为了节约成本，托育服务人员的职后培训多零散且机会很少。事实上大部分托育服务人员在职后没有培训机会，全靠自己摸索和学习，时间长了，难免有职业倦怠的出现。家长们对托育服务人员在家庭教育指导能力、专业知识、教育研究能力和沟通交往能力等方面的能力评价分数都是偏低的，而这些能力的提升是要依赖大量的职后培训来解决的。但是，目前相关部门并未出台托育服务人员职后培训和职称晋升的相关制度，更无相应的培训标准和监管机制，政府部门也并没有对托育服务人员培训进行有效的投入。虽然高职院校"1＋X"证书培训机构可以申报社会考核站点，承接社会培训，但就目前的培训质量和范围来说，仍然是起步阶段，没有形成职前、职后一体化的培训体系。

(五)公共教保体系不健全，托育服务人员薪酬保障体系和社会保障制度不完整

尽管《意见》指出"加强队伍建设，依法保障托育人员的合法权益"。但到目前为

止，关于0～3岁婴幼儿的公共教保体系并未完全建立，市场上相应公共教保机构较少甚至没有。相关部门并未出台关于托育服务人员的最低工资标准、岗位晋升制度、职称评聘制度，没有有效落实从业人员的社会保障机制。民营机构服务人员职称晋升通道没有打通更是导致服务人员队伍不稳定、服务人员流失率高等现象的主要原因。从业人员没有从业安全感，高校无法实现相关专业的有效招生，托育机构留不住服务人员，人才培养投入与回馈社会之间差距较大。

二、人才培养层面

（一）专业建设尚在摸索阶段，人才培养模式不够成熟

目前，不少高职高专院校已成功申办早期教育专业和婴幼儿托育服务与管理专业，《职业教育专业简介（2022年修订）》发布，在此指导下，专业建设仍处在摸索阶段，人才培养目标不明确。多年来，托育类专业教学标准一直没有发布，而早期教育专业的办学一直参照学前教育专业进行，在课程设置上与学前教育专业有相似性，多数学校在课程设置方面仅仅在学前教育课程体系中加入几门涉及0～3岁婴幼儿保育和教育内容的课程，没有突出早期教育专业主要为0～3岁婴幼儿照护服务的专业特点。在调研中发现，各高校早期教育专业课程设置中专业理论课程与专业核心课程定位不清楚，缺乏系统性。如有的学校将"婴幼儿社会教育""婴幼儿卫生学""0～3岁婴幼儿保育和教育"作为专业核心课程，有的学校将"亲子教育活动指导""婴幼儿发展心理学""婴幼儿游戏"作为专业核心课程，导致各高校的核心专业课程内容大不相同，核心专业课程的门数也不一致（而按教育部的要求，专业院校各专业的专业核心课程一般为6～8门）。同时在开设的课程中内容出现交叉重复，缺乏课程逻辑性和整体性。如有的学校同时开设"早期教育概论""婴幼儿保育与教育"课程。同时，由于国家配套政策出台较晚，托育服务行业的岗位标准不清晰，也给高校托育类专业的人才培养方案的制订带来了相应的困扰，各高校对优秀服务专业人才培养的理论研究和实践研究仍然处于摸索阶段。

（二）师资队伍教学能力受限，教学质量难以保证

师资队伍的能力水平是专业建设的主要保障。从0～3岁婴幼儿发展的特点来说，教养者需要掌握科学教养的相关原理和知识，具备一定的医学类知识和常识，人才培养过程中要注重医养技能的传授，才能有效满足托育服务市场对人才素养的需求。但由于早期教育专业及婴幼儿托育服务与管理专业办学起步晚，大部分教师主要是由学前教育专业师资转型任教，专业化的托育类师资和医学类师资普遍紧缺是各高校面临的共同困境。目前，0～3岁婴幼儿护理、营养与喂养等医学类师资严重不足。在托育类专业发展的过程中，早期教育专业课程的师资主要来源于学前教育专业，甚至是其他非专业性教师，有少数专业课程由于缺乏职业师资无法正常开设，这直接限制了早期教育专业人才培养的深度和广度。托育类相关专业教师基本由师范类教师转型而成，教师专业多为大教育类专业和艺术专业，教师从事该专

业教学时间较短，又缺乏相应的专业培训，没有专业人士进行指导，教育教学主要靠个人探索，专业技能类课程难以聘用到医学类的教师。专业化师资较少难以保证专业发展的需要，从而使得人才培养过程中学生学习内容不够完整和系统，专业教学质量难以保证，培养出的人才难以适应婴幼儿托育服务行业的要求。与此同时，在具体的教学过程中，由于缺乏相应的教学标准的支持和指导，教师的专业性成长进程较为缓慢，不能有效地针对相应的专业能力进行示范和引领，对学生进行有效培养和训练的能力需要不断提升。

(三)校企难以实现有效合作，双师型教师缺位

根据《国家职业教育改革实施方案》《教育部办公厅关于做好职业教育"双师型"教师认定工作的通知》要求，作为职业院校的专业，"校企合作、产教融合"必然是婴幼儿托育类专业的主要育人模式。各高校在人才培养的过程中也在积极探索校企合作、工学结合的育人模式，但在具体的推进过程中会受到机构数量少、容量小、质量低等诸多因素的制约。专业教师们积极参与到证书考评员的学习和培训中，提升自己的专业能力。各高校专业的课程设置也积极研究与证书内容有效对接和融通，在一定程度上带动了托育类相关专业的教师队伍成长，推动了专业办学的质量提升。但是在具体组织教师和学生进行学习的过程中，证书考评培训方所储备的师资力量也主要来源于办学还不够成熟的各高职院校，在培训中仍然存在科学性、规范性不足的情况。同时，这些公司业务遍布全国，培训内容和培训形式也还处于探索阶段，仍然存在指导能力不足的问题。目前的合作也只是在组织学生考证的层面，要实现专业的深度合作还需要一个过程。又由于市场上规范的托育机构较少，机构容纳量较小，机构中的师资专业性与数量也不足，导致高校在人才培养的过程中难以找到能够进行有效的校企合作的相关机构，校企合作、工学结合的人才培养模式难以向深度和广度方面推进。同时，由于高校教师不符合相关托育机构的师资要求，也难以实现到机构锻炼，机构的老师由于专业性不强也很难走进高校的课堂，因此，在托育类专业的人才培养过程中，"双师型"教师队伍的建设难以有效实现，产教融合育人机制不能有效构建。

(四)实习实训条件不足，难以满足专业办学需求

校内外实习实训条件不足是制约高校托育类专业发展的重要因素。首先，校内实训室建设滞后，实训导师缺乏。多年来，各高校在办学过程中，在课程标准的修订过程中不断增加实践课比例，但由于早期教育对象的特殊性，面对的是0～3岁的婴幼儿，托育类专业的教师除了必须具备一定的婴幼儿身心发展特点相关知识外，还需具备对婴幼儿进行安全的护理、辅食添加与制作的原理和实操、科学的营养和喂养，以及常见的婴幼儿疾病预防和处理的保育保健等方面的实践指导知识和能力。但是，目前校内大多数教师恰恰缺乏这方面的实践能力，很难给予学生有效的专业性实践指导。尽管各高校在人才培养的过程中想尽办法，加强校内实践课程的开发和实训室的建设，但是专业教师对学生进行科学、规范、有效的实践指导还

需要一个过程，有效的虚拟仿真类实训条件的建设也还需要大量经费的投入。其次，校外实训基地建设困难大。由于市场上婴幼儿托育机构数量有限，办学模式各种各样，办学水平参差不齐，没有足够的能力接待高校实习生，也没有能力对高校派出的实习实训学生进行规范、有效的实践能力指导，专业学生实习实训不能有效开展，实践能力在机构中得不到实质性的提升。最后，实习实训管理系统性和规范性不足。各高校对学生的实习实训情况难以实现系统有效的监督与管理，大多数学生依靠在实践中所获得的有限的经验，人才的出口把关不严格，从整体上不能适应婴幼儿托育事业的需要。

（五）人才培养质量监控体系不健全，不能有效保证人才培养的质量

早期教育专业属于教育与体育大类专业，婴幼儿托育服务与管理专业属于医药卫生大类专业，两个专业都在为培养婴幼儿托育人才服务，但由于缺乏具体的婴幼儿托育人才培养标准，人才培养质量评价和监控体系难以科学构建。对人才培养的评价是检测学校教学质量和人才培养效果的主要途径，也是衡量专业建设水平高低的方式之一。调查中发现部分高校托育类专业人才培养的评价标准较为单一，对教师教学效果和学生学习结果的评价仍然停留在教学常规和学习常规的表面层次的评价阶段，评价依据还是以掌握理论知识的深度和广度为主，对教师教学的专业性评价和对学生的专业实践操作能力的评价没有构建具体的可检测和可操作的评价指标体系。人才培养评价流于形式，操作性和检测性不强，不能有效监控学生的培养过程，导致部分学生职前培养学习内容、学习方法和学习能力得不到有效监测，从而使得职前人才培养规格和质量不能满足市场对婴幼儿托育岗位的要求。

第四章

0～3 岁婴幼儿托育服务专业人才供需优化配置的理论建构

Chapter Four

第一节　0～3 岁婴幼儿托育服务专业人才供需平衡与失衡

随着现代经济的发展和社会节奏的逐渐加快，双职工家庭在现代家庭中的比例逐年攀升，家庭经济水平的提高反而让众多家庭无暇照顾幼儿。"托育服务作为一种母职替代性公共服务，主要为 0～3 岁的婴幼儿家庭提供适宜教育的服务"①，托育服务越来越受到双职工家庭的青睐，也成为社会关注的热点话题。但生育政策的开放并没有与之匹配政策的跟进，也无足量的专业化人才的供给，尤其是在托育服务方面，专业人才培养产出量的不足进而导致 0～3 岁婴幼儿托育服务供给严重不足且呈无序发展状态。

一、入托率低下的背后，供需矛盾突出

相比于 20 世纪七八十年代，中国家庭的经济水平发生了天翻地覆的变化，经济收入的大幅增长带动了家长消费观念的迭代升级，"再苦不能苦孩子，再穷不能穷教育"的观念深入人心，家长们"望子成龙、望女成凤"的心理期待愈发明显，竞争意识的扎根使得父母们对培育优秀子女充满渴求，早期教育和托育服务愈发受到现代家庭的高度重视。如前所述，在双职工家庭普遍存在的当下，孩子的带养自然成为家庭的焦点问题，高学历的年轻夫妻们通常会有"老人教育水平不行或过分宠溺""保姆带孩子不放心"的顾虑，将孩子送入托育机构成为年轻父母的优先选择，这也使得 0～3 岁婴幼儿托育服务越来越受欢迎。但是，对于常年在城市打拼的年轻夫妻而言，教育问题倒是其次，"没人带孩子"才是制约家庭生育的最突出因素。自从国家放开三孩政策以来，不少城市家庭迎来自己的第二或第三个孩子，工作任务的繁重和快节奏，使得年轻父母们同时照看多个孩子比较困难，而此时的祖辈往往年岁已高，帮助晚辈照看孙辈的能力及积极性与意愿都降低了不少，甚至部分家庭还要抽出人力照顾祖辈。同时，作为母亲的年轻职业女性不仅要忙于工作，还要兼顾家庭、照看幼儿，难度更高，压力更大，就造成了"想生而不敢生""想养而没法养"的尴尬现实。为解决当今家庭的孩子养育问题，托育服务应运而生，现实需求在此时更加凸显。

随着国家学前教育政策的深入和市场资本的扶持，市面上的早教中心和专业托育机构如雨后春笋般大量出现，呈现出了本土自生品牌与国际连锁品牌竞争的局面。学前教育重要性的普及与公众认可，也让对托育服务知之甚少的年轻父母们把目光投向早期教育领域，掀起了一波入托的热潮。不同于早期教育的规范和成熟，托育服务还有很长的路要走，各方面都需要规范和整理，对早期教育的盲目热捧也

---

① 余嘉熙：《供需矛盾突出 托育行业亟待打破发展困局》，载《工人日报》，2019-08-28。

造成了大量伪品牌的出现，不明就里的父母们把孩子送入缺乏资质和监管的托育机构，不仅给自己带来经济损失，还给婴幼儿身心发展带来隐患。这也使得越来越多的家长们难以放心地将孩子送入托育机构接受照护和教育，不敢入托也就成为国内0～3岁婴幼儿托育率远低于发达国家的重要原因之一。

2018年11月，《中共中央 国务院关于学前教育深化改革规范发展的若干意见》对学前教育的资本逐利和盲目扩张现象予以关注和化解，对学前教育未来发展设定边界。托育幼教市场行业的火爆，也暴露出了国内婴幼儿托育行业发展存在运营体系不成熟、缺乏规范监管、专业师资少等问题。当前托育机构的主要形态以"小作坊"和附属于幼儿园或早教机构为主。在托育服务需求较强的大型居民社区中，小微型"家庭作坊式"托育机构成为社区内家长们的刚性需求。虽然这些小微型的托育园所规模不大，但经营年限普遍较长，也有一定的口碑，但对监管机构而言，监管难度较大。"家庭作坊式"托育机构虽然可以满足一定区域内的托育需求，但是并非每个社区都有这种机构，因此也无法满足所有社区的现实需求。另外，"随着国家政策的逐步深入细化，早期托育机构所需要具备的必备资质也愈发细化，这就直接导致市场准入门槛的相应抬高，幼托机构需要满足消防、卫生、教育、市场监管等多部门对办学场地、办学资质、办学条件的各方面要求，这就变相挤压了以往遍布于大小社区中的'家庭作坊式'托育机构的发展空间"①，也在一定程度上使托育服务资源供需失衡，捉襟见肘。

提高中国的城镇化水平，一直是国家不遗余力支持发展的重要战略，也是中国迈向发达国家的必由之路。根据《国家人口发展规划（2016—2030年）》，预计到2030年前后，我国城镇化率达到70%。城镇化率的大幅提高就意味着未来十年内，我国将有数以亿计的农村人口转变为城镇居民，如何解决新城镇居民的就业、医疗、教育等问题也就成为未来十年内国家和社会亟待解决的重要问题。迫切的托育需求问题也将成为新城镇居民面临的现实生活难题。根据《中华人民共和国2019年国民经济和社会发展统计公报》数据显示，2019年我国新生儿数量达1465万人（2018年1523万人），二孩及以上孩次的比例达到59.50%，0～3岁婴幼儿超过5000万人。学前教育的重要性越来越受到家长们的认可和重视，对学前教育的投入也日趋早期化，渴望孩子能够从出生起就能接受各方面良好的教育。然而，从当前现实情况来讲，国内现有的托育机构无论是数量还是质量都远远无法满足当代家庭的现实需求，入托率低下的背后是0～3岁婴幼儿托育服务的供需矛盾异常突出，值得各方关注。

---

① 余嘉熙：《供需矛盾突出 托育行业亟待打破发展困局》，载《工人日报》，2019-08-28。

二、供需失衡下的专业人才培养不足

早期教育自 20 世纪 90 年代引入我国时，在概念上泛指从出生至上小学阶段之间的教育，亦称为学前教育。随着概念的细化，早期教育成为 0～3 岁婴幼儿教育的代名词。托育有别于早期教育：托育主要针对 0～3 岁的婴幼儿，对婴幼儿的日常饮食起居进行照护能很好地解决职场父母育儿难、婴幼儿无人带的难题；早期教育的主要目的在于开发婴幼儿的潜能，需要父母和孩子一起参加，以期增加更多的亲子互动。如 1994 年，由北京市妇联与几位早期教育专家共同发起的"人生第一年——北京六婴成长跟踪指导行动"启动，组织者随机抽取 6 名刚出生的婴儿，由专家指导抚育过程，进行潜能开发跟踪指导。1996 年，广州市政府特邀国内早教领域的著名专家成立"百婴潜能开发项目"专家指导小组，对广州 100 名新生儿进行了跟踪指导和研究，并对行业从业者和家长进行了培训。2001 年，国务院批准印发了《中国儿童发展纲要（2001—2010）》，第一次明确提出了要发展 0～3 岁婴幼儿的早期教养。2010 年颁布的《国家中长期教育改革和发展规划纲要（2010—2020年）》中就专门指出"重视 0～3 岁婴幼儿教育"。从 2011 年起，我国部分师范类院校率先响应国家号召，瞄准社会潜在需求，利用自身强大的教育资源和影响力积极着力培养 0～3 岁婴幼儿托育的师资，申请并开设了培养专门人才的早期教育专业，为托育服务行业培养一定数量的高素质人才，以满足国家发展和社会对 0～3 岁婴幼儿教育的需要。2019 年 5 月 9 日，国务院办公厅下发了《意见》，开宗明义地指出托育的重要性：3 岁以下婴幼儿照护服务是生命全周期服务管理的重要内容，事关婴幼儿健康成长，事关千家万户。文件首次为此前处于政策空白的 0～3 岁托育服务行业提供了国家级发展指导意见，提出多项任务举措，以期待通过支持和鼓励兴办托育服务，满足人民群众对婴幼儿照护服务的需求，促进实现"幼有所育"。政府和高校双管齐下，助力 0～3 岁婴幼儿早期教育发展，我国的早期教育事业的发展进入了快车道。当前我国中高职院校相继开设了托育类专业，尽管形成了一定的规模，但是在真正的发展过程中，0～3 岁婴幼儿托育服务资源的供需矛盾依然突出，其中最显著的困难便是托育服务行业的教师资源匮乏问题和师资质量问题。换言之，我国的托育服务行业还处在摸索探究阶段，院校提供的人才还无法满足庞大的社会需求，婴幼儿托育服务事业发展任重道远。

如前文所述，为了满足社会对 0～3 岁婴幼儿托育服务的需要，国内不少高职院校先后成功申办了托育类专业，这些院校主要是近年来先后升格的幼儿师范高等专科学校及新创办的高职院校。可以看出，托育类专业在我国尚属新兴专业，建立时间较短，办学力量不强，在人才培养方面存在着这样或那样的问题，与培养过程中出现的诸多问题密不可分，亟待进一步解决。

目前高职高专院校申办的托育类专业，其在办学过程中遇到以下问题：人才培

养质量不高、专业性不强、岗位适应性较弱。① 首先，托育类专业是近年来刚刚兴起的一门新兴专业，其教育对象主要针对0～3岁阶段的婴幼儿，与0～3岁早期教育同属于婴幼儿教育。因此，可以发现凡是开设早期教育专业的有一定实力的师范类院校普遍设有托育类专业，如贵阳幼儿师范高等专科学校、运城幼儿师范高等专科学校、黑龙江幼儿师范高等专科学校等高专院校，以及一些实力型本科师范院校，如天津师范大学、山东英才学院和河北民族师范学院等。广义上的学前教育，包括0～3岁的早期教育和3～6岁幼儿园教育②，所以很多师范类院校在开设托育类专业时，往往采取与早期教育或学前教育一起办学，主要表现为幼教师资与课程的共用，专业之间的区分度不大。虽然共同办学增大了毕业生的就业面，但也模糊了托育类专业自身的专业特点，导致学生入学时起就对专业认识不足，就业途径单一。如对毕业生就业情况追踪发现，大部分的托育类专业毕业生仍然将幼儿园教师岗位放在择业的首位，面向托育机构，从事托育服务的毕业生仅占少数。其次，托育类专业毕业生岗位适应性弱的特点主要源于培养单位的师资和硬件条件问题。近年来我国高职高专院校普遍加强了与社会市场的联系，突出学以致用的特点，院校专业的设置力求与市场保持紧密联系。随着托育服务行业需求的大增，供需矛盾突出，开设有早期教育专业的高职高专院校纷纷开设托育类专业以迎合市场需求，却忽略了相关配套设施的建设，如师资及教学硬件。由于高校培养研究生缺少托育类专业方向，选择托育方向的研究生毕业生非常少，师资队伍依然以学前教育为主，缺少一批托育服务类专业性师资队伍。如果说师资队伍建设尚可通过共用教师、外聘等方式解决，但是托育类实训室及实践教学场地的缺失就使得多数的高职院校人才培养处于"纸上谈兵"的尴尬状态，毕竟托育服务的实训要求更精细、条件与设备要求更高。加之托育机构缺乏严格的规范管理和相应资质，能够成为合格的实训场地的数量偏少，能够维持长期合作关系的实训场地更少，对培养院校而言解决这个问题的难度较大。这就导致托育类专业的学生自入学至毕业几乎很少接触早教机构或亲子园，根本无法适应托育岗位的需求，不仅与我国高职教育倡导的"能力本位"背道而驰，而且也会促使高校压缩人才培养员额，不敢扩大招生数量，造成托育服务专业人才供给不足。

第二节　0～3岁婴幼儿托育服务专业人才供需失衡的原因

回应民生问题和解决民生难题始终是国家政策制定的核心指向。针对当前托育服务领域存在的民生短板，2019年5月，国务院在京专门举行关于婴幼儿照护发展政策研讨会，教育部有关负责人在会上表示将从多方发力落实师资教育建设，加快

---

① 皮江红：《高等职业教育发展的新理念》，载《职教通讯》，2016(19)。
② 吕苹：《论学前教育的公共性》，载《教育发展研究》，2014(41)。

培养婴幼儿照护相关专业人才。调查发现，尽管行业利好，但托育服务痛点也很突出，其中之一就是专业化的师资人才严重不足，据估计托育机构存在 200 万的专业人才缺口，严重制约了托育服务事业的健康有序发展。

一、人口变量及家庭需求的变化

(一)人口基数下沉：老龄化严重与生育率低下

自 20 世纪 90 年代以来，中国的老龄化进程呈现逐步加快的趋势。据智研咨询发布的《2019—2025 年中国老年健康服务行业市场全景调查及投资方向研究报告》数据显示：到 2018 年年末中国 60 岁及以上人口为 24949 万人，占 17.90%，其中，65 岁及以上人口为 16658 万人，占 11.90%；60 岁及以上人口增加 859 万人，比重上升 0.60%，65 岁及以上人口增加 827 万人。中国不仅已经步入老年型社会，而且未来中国老龄人口将进一步增加。根据最新测算数据显示：预计到 2040 年，65 岁及以上老年人口占总人口的比例将超过 20%。人口老龄化趋势的蔓延与迅速发展，与当前中国人口生育率下降和出生率停滞，以及人口死亡率下降、老年人口预期寿命提高密切相关，这些指标已经接近或达到发达国家水平。随着 20 世纪中期出生高峰时期人口相继迈入老年，可以准确地预见，21 世纪前期将是我国人口老龄化发展最快的时期。进入 21 世纪，中国经济发展迅速，经济活跃度非常高，但是为什么人口老龄化问题会如此严重？究其原因，主要还是由于中国新生儿的出生率在不断下滑。2021 年 5 月 31 日，中共中央政治局审议《关于优化生育政策促进人口长期均衡发展的决定》并指出为进一步优化生育政策，实施一对夫妻可以生育三个子女政策及配套支持措施。国家生育政策的调整，虽然短期内确实起到释放一定的生育需求的作用，增加新生儿人口的数量，但从数据来看，实际效果并不如预期，新生人口数呈现逐年下降趋势。人口增长不如预期，其原因可能在于家庭育儿成本过高、婴幼儿照料负担过重、妇女权益保障不足等，这些都是阻碍家庭生育意愿提升的主要因素。

(二)待解的生育难题：放开的三孩政策与高昂的育儿成本

随着时代与社会经济的快速发展，知识经济越来成为社会的主导型经济，人们也更加意识到教育的重要性。中国社会千百年来也一直在倡导家庭教育，如孟母三迁，主张给孩子良好的教育环境。人生百年，立于幼学。"给孩子最好的教育"成为家长们的共识，好的教育不仅需要经济投入做保障，还要有时间陪伴做后盾。

中国人民大学人口与发展研究中心课题组曾对辽宁、山东、四川等 9 个省份的 18 个城市做过一项关于年轻夫妻生育意愿的调查。调查结果显示，在城市地区已育一孩的女性中，有二孩生育计划的平均比例仅占 30% 左右。其实，在三孩政策全面放开之前的许多调查中，调查结果都一致偏低。"没人照顾孩子"是影响城市女性生育二孩或三孩意愿的主要原因之一。由于中国的托育服务体系尚不健全，照料幼儿的现实压力完全由家庭承担，当前社会主流养育模式以夫妻照料为主、父母帮衬为辅、全家共育。在家庭只有一孩的情况下，对于年轻的父母而言，还能够承受，毕竟还有父母可以帮衬；如果家庭幼儿超过一个，就会面临很大压力。澳大利亚学者彼特·麦当劳在其生育转变中的性别平衡理论中提出，性别平等的发展历程，尤其是家庭内外的性别平等发展差异，与生育率的下降息息相关。[①]进入现代社会以来，女性的社会地位逐渐提高，性别倾向更加平等化。随着女性受教育程度的提高，社会劳动的参与率和个人收入也逐渐提升，但是社会文化却没有适应这种性别角色的快速变化，也没有改变男女在家庭内部地位上的不平等状态。女性既要解决工作上繁重的压力，同时又要顾及家庭事务与事业发展的平衡，致使女性生育的机会成本居高不下，为了调和工作与家庭之间的矛盾，职场女性就会减少生育子女的意愿，生育孩子的数量就会下降，低生育率随之出现。另外，妇女权益问题也是影响女性生育愿望的重要因素。生育二孩或三孩也会让女性面临两次或三次产假、哺乳假的问题，单位有可能增大对妇女的就业歧视和减少用工薪酬。在政策保障不完全的当下，妇女的权益会受到一定程度的侵害。

如果说经济负担压力和照料能力限制是阻碍女性生育二孩或三孩的主要因素的话，反之，收入的提高和父母的帮衬照应就会成为促进生育的积极因素。当然，对于社会而言，首先要做的还是建立健全的婴幼儿托育服务保障体系，这样才能给年轻人以信心。如今中国0～3岁婴幼儿群体超过5000万名，越来越多的母婴家庭倾向于寻求高质量、专业科学的婴幼儿照护产品和服务，婴幼儿托育服务市场需求进一步被打开，也对我国的托育服务行业品质化发展提出了挑战。

二、托育服务供给总量短缺

中国的托育服务制度最早来源于早期的托儿所制度。托儿所一般指对3岁以下婴幼儿实施照管的机构。照管指的是照看和管理，并不具有显著的教育功能，其主要职责在于帮助职业女性照看孩子，减轻工作妇女的育儿负担，让妇女可以无后顾之忧地从事劳动生产。中国的托育教育先后经历了以下六个阶段的发展期。

第一，托育机构的萌芽期（1929—1948年）。抗日战争时期，在中共领导下的苏区和陕甘宁边区开设了托儿所，按类型分为劳工托儿所、农村托儿所、职业妇女托儿所和工厂托儿所等。受战乱纷扰，这个时期中国托儿所的数量偏少，而且整体规模不大，托儿所设立的主要目的是为了让妇女有余暇从事抗战工作，满足抗战需要。

第二，托育机构的初创期（1949—1976年）。1949年中华人民共和国成立，国家百废待兴，全面恢复和发展生产是国家建设的根本目标，生产建设需要充足劳动力的大量投入。女性的解放为从事大规模生产创造了前提，女性劳动力资源得以被开发，公共托育服务逐渐兴起，妇女的就业潜力进一步被释放。伴随着国家对托育

---

① 熊晓晓、程云飞：《生育转变中的性别平等理论及其启示》，载《中国妇女报》，2019-09-17。

服务产业的一系列相关支持性政策措施的出台，城镇社区和企事业单位兴办的托儿所数量快速增加，据国务院妇女儿童工作会提供的数据显示，新中国成立之初的643 个托儿机构到 1956 年已经增至 5775 所①。但到了 20 世纪 60 年代，政府对托育服务的关注逐渐淡化，托育服务经历了一个短暂的缩减期。

第三，托育机构的正式创建期（1977—1996 年）。1978 年党的十一届三中全会的召开意味着国家将工作的重心转入社会主义现代化建设上来，幼儿教育事业也进入了新的发展阶段。1979 年五届全国人大二次会议《政府工作报告》中指出"要十分重视发展托儿所、幼儿园，加强幼儿教育"，随后教育部、卫生部、计委等 13 个单位联合召开全国托幼工作会议，做出了由国务院设立"托幼工作领导小组"的决定，以加强对托幼工作的领导。1980 年 11 月，卫生部颁发了《城市托儿所工作条例（试行草案）》，确定了我国托儿所制度。1981 年 6 月，卫生部妇幼卫生局颁布《三岁前小儿教养大纲（草案）》，提出了托儿所教养工作的具体任务。国家一系列法律制度和规范的出台，标志着我国托儿所体系基本确立，全国范围内的托儿所数量短时间内急剧上升，托育问题得到较大程度的缓解。根据国家统计局 1993 年发布的第三产业普查数据显示，在社会服务业中，1991 年独立设置的托儿所有 9714 个，1992年为 10628 个，增长率达 9.41%。

第四，幼托机构消退期（1997—2010 年）。自 20 世纪 90 年代起，国家提出新的政策方针，即企事业单位必须剥离社会职能，专心从事生产劳动，自此企事业单位主办的托儿所和幼儿园的数量大幅下降，托育行业也停止了发展势头，迅速掉头向下，仅 2000 年集体性托育机构就减少 5 万家以上，托育行业遭到毁灭性打击，到2010 年前后国家集体所承办的托儿所基本销声匿迹了，入托比例不到 1%。原本这种剥离可以是托育行业自此开始市场化快速发展的契机，但从机制中脱离到市场大潮中后，却遭遇出生人口下降及管理归口部门不明确等现实，导致托育行业的市场化在此阶段并未形成，反而遭受了灭顶打击。伴随托儿所体系退出历史舞台的，就是托育服务供给数量由大幅度降低变成了极度短缺，家长们不能安心工作，又开始为孩子的入托而奔波了。

第五，市场化重新起步期（2010—2017 年）。2010 年《国务院关于当前发展学前教育的若干意见》出台，国家对于学前教育责任的观念有所转变，明确了中央政府重新对托幼服务负有一定的投资责任。新文件的出台，让无数教师和家长看到了学前教育蓬勃发展的曙光。在经历了前期托儿所的发展与消失之后，国内托育服务业一片冷清，托育机构杂乱分散且缺少品牌化意识与动力，多是"小作坊"式的家庭托育机构。就在此时，一些国际优质早教品牌开始进入中国市场，逐步占领高端市场。伴随而来的是最新的早教理念逐渐进入中国家长的视野，托育早教意识得到进

---

① 梁慧娟：《改革开放 40 年我国学前教育事业发展的回望与前瞻》，载《学前教育研究》，2019(1)。

一步传播，托育早教理念得到重视。随着 2016 年"全面二孩"政策的推出，婴幼儿的托育需求更加旺盛起来。托育需求的增加刺激着托育市场竞争的变化，中国的托育行业又一次重新起步：洋品牌的扩张也迎来了国内早教机构的竞争，本土品牌开始崛起并寻求业务模式的突破创新，尝试举办全日托业务；附属于知名院校的幼儿园利用强大的高校资源也开始涉猎早教领域，开办托班；连锁加盟品牌崭露头角，数量不断增加，行业整体仍处于摸索爬坡阶段。

第六，托育行业爆发期（2018 年至今）。自从 2016 年全面放开二孩政策以来，新出生人口的数量有了一个短暂的爆发期，但好景不长，2018 年以后新生人口便出现了下滑的趋势。人口红利减退，老龄化问题突出，保持经济的持续增长就成为政府应对社会问题的重点内容。作为应对老龄化的策略之一而提出的二孩政策的出台，使得托育服务需求倍增，婴幼儿的照护服务就成为政策照顾的重点。党的十九大报告提出，要在"幼有所育学有所教"等方面不断取得新进展。2017 年 12 月，中央经济工作会议再次明确提出要解决好婴幼儿照顾和儿童早期教育服务问题。2018 年国务院办公厅提出由卫健委负责"制定促进 3 岁以下婴幼儿照护服务发展的指导性文件"，明确要"大力发展 3 岁以下婴幼儿照护服务的政策措施"。2021 年三孩生育政策也全面放开，随后各种国家或地方的指南、意见、计划陆续出台，政策的密集支持也标志着托育行业正式进入爆发期。

事实上，纵观我国托育教育发展的历史，托育服务供给总量的短缺问题始终是一个绕不过去的显性问题。在中国庞大的人口压力之下，托育服务的供给数量一直难以满足现实需求，计划经济下的托儿所体系尚且难以化解供需矛盾，随着市场化改革的深入持续推进，企业逐步剥离了对员工子女托育的社会责任，企事业单位员工子女的托育教育问题完全由员工自主承担，单位体制下的托儿所体系就此瓦解。虽然单位不再承担相应义务，减轻了企事业负担，但也造成了员工家庭的负担过重、女性员工无法全身心投入工作的窘境。在中国新的托育体系尚未建立的情况下，贸然将职工子女托育责任推向社会，其实质是变相向家庭转嫁托育责任，必然造成家庭负担的增加，即使是在社会托育人才供给不变的情况下，需求的骤然增加，也必然带来托育服务供需矛盾进一步扩大。此外，作为托育服务人才产出基地的师范院校，直到 2010 年前后才真正行动起来，纷纷申办开设早期教育专业，培养专业性的早期教育人才。但是人才培养仅就数量而言，面对庞大的专业人才需求，仍然是杯水车薪，缺口巨大。自幼儿园托儿所体系瓦解后，0～3 岁婴幼儿的保教就完全依赖家庭，家政服务就此兴起，成为婴幼儿保育的重要手段。家政服务人员一般承担婴幼儿的保育工作，婴幼儿的教育工作一般由家庭中的长辈或祖父母负责，但无论家政服务人员还是家庭长辈对婴幼儿的语言、感知觉、情感、肢体动作等心理发展都缺少必要知识，教育质量缺乏保障。经过专业化培养的托育服务人员可以满足以上婴幼儿成长的需求，也可以解决父母上班无暇照顾婴幼儿的迫切难题，实现多方共赢。当前最紧迫的问题就是人才培养"量"的不足，学校人才培养人数不足，托育服务供给社会的资源就不够，也就远远无法满足人民的根本需要，对早期教育人才"质"的要求要随着后续人才的大规模培养而逐步解决。

三、托育服务供给质量良莠不齐

托育服务质量是衡量托育行业发展的根本指标，也直接关乎广大人民群众的利益，好的托育服务可以为广大社会职工群体无后顾之忧地从事生产建设提供坚强后盾。托育服务行业不仅面临着供给短缺的严峻现实，也面临着服务质量良莠不齐的尴尬处境。面向社会市场提供托育服务的资源供给方以托育机构为主，其他教育机构如幼儿园等虽然也具备一定的托育服务功能，但幼儿园主要还是以 3～6 岁幼儿为招收对象。少数附属于高等院校、具有实验性质的幼儿园也开始尝试招收 3 岁以下的婴幼儿，探索更低年龄的幼儿培养，成为学校托育类专业学生的实习实训或教育实验场所。目前市面上的操作化运营的几乎所有托育服务机构均具有商业性质，以营利为目的，以各类早教课程为吸引点，数量上虽具有一定规模，整体质量参差不齐。

市面上的托育服务资源供给方一般有两个：一是中高等院校培养的托育类专业化人才；二是经过社会机构培训或企业内部培训走上托育服务岗位的从业人员。中高等院校培养的托育服务人员在人才培养的质量上是有一定保证的，如前所述，托育类专业开办的历史不长，专门从事托育服务教育的师资目前尚无法做到配备齐全，多数师资是从早期教育专业转移过来的或直接由早期教育专业教师兼任，教育的师资质量还是有一定保证的。具体到托育人才的培养质量而言，首先高等师范院校尤其是重点师范大学的人才培养的专业水平比较高，其次是专科类幼儿师范院校，再次是开设有早期教育的高职院校，最后是中职院校，人才培养的质量呈依次递减趋势。学校人才培养的质量有别，直接影响学生的就业方向和就业质量，实力雄厚、品牌响亮的托育机构更青睐高等师范院校毕业的学生，质量一般或中下的托育机构只能选择高职高专类学校毕业生，中职学校的毕业生多选择社区"作坊式"托育机构就业，这就造成了托育服务市场资源供给的不均衡。随着社会的逐步发展，人们对高质量托育服务的渴求，会加速托育服务市场格局的两极化趋势：一方面，办学实力弱、服务质量低劣、生源不足的托育机构就会因经营不善而逐步被弱化处境艰难，或者直接倒闭被淘汰掉；另一方面，办学实力强、品牌响、服务质量优、颇受家长好评的托育机构就会走上发展的快车道逐步变得更强，无论师资还是硬件设施都会步入良性循环的轨道，成为本地托育服务行业的领导者。优胜劣汰虽然无法避免，但是要看到，因经营不善而倒闭的托育机构数量远远多于知名品牌的托育机构，而且很多知名托育机构在发展壮大的前期并不愿意进行规模性扩张，开设的子机构越多反而会稀释原有的优质师资资源，给品牌带来不利影响。托育服务行业的竞争虽然会推动行业向优质托育方向发展，但也会进一步加剧托育服务供给的不均衡现象，造成优质资源的高度集中，普通社区民众因经济原因所享受的托育服务质量可能会出现下滑，形成类似幼儿园"入园难、入园贵"等问题。

另一部分托育服务行业的从业人员是经过社会机构培训走上托育服务岗位的。随着托育服务行业的勃兴，托育机构如雨后春笋般遍地开花，这也给这类从业人员进入专业岗位提供了难得的机遇，当然也给托育机构的发展带来隐患，毕竟这类从业人员充斥的托育机构的专业性会受到周围民众的质疑，发展自然受阻。事实上，居民区"小作坊"式的托育机构的工作人员多以这类从业人员为主，虽然在上岗前也会经过一段时间的培训和业务操作指导，但是毕竟专业性知识欠缺，上手比较慢，业务不甚熟练，托育服务的质量令人担忧。此外，还有一个值得注意的地方就是从业者的经验不足，如前所述，新办托育机构教育人员的年龄偏年轻化，多半是刚走出校门的专科学生，其中不乏刚毕业的中职学生，这些从业人员一则缺少育儿经验，二则欠缺专业技能，这就给机构经营带来不利影响。基于以上托育服务行业供需矛盾突出的现实，国家应该适时扩大专业人才的培养规模，将更多有实力的师范院校纳入专业人才培养单位的范围中来，提高人才供给的质与量。

四、托育机构监管缺位

托育机构作为市场行为主体，需要接受政府的监督管理。为确保托育服务行业健康有序发展，国家先后出台了《国务院办公厅关于促进3岁以下婴幼儿照护服务发展的指导意见》（国办发〔2019〕15号）、《国家卫生健康委关于印发托育机构设置标准（试行）和托育机构管理规范（试行）的通知》（国卫人口发〔2019〕58号）等多项扶持政策，各地区、各部门也相应出台了地方性管理规定，促进当地托育机构的规范化发展，如浙江省《关于加快推进3岁以下婴幼儿照护服务发展的实施意见》、杭州市《关于做好杭州市3岁以下婴幼儿托育机构管理工作的通知》、上海市《关于促进和加强本市3岁以下幼儿托育服务工作的指导意见》、南京市《婴幼儿托育机构管理办法》等。以上海为例，2018年4月上海市在全国率先出台"1＋2"文件，即《关于促进和加强本市3岁以下幼儿托育服务工作的指导意见》《上海市3岁以下幼儿托育机构管理暂行办法》《上海市3岁以下幼儿托育机构设置标准》。作为全国第一个出台指导意见及标准的城市，上海市"1＋2"文件强调：政府引导，家庭为主，多方参与；鼓励社会组织、企业、事业单位或个人举办；面向3岁以下幼儿，尤其是2～3岁幼儿实施保育为主、教养融合的幼儿照护的全日制、半日制或计时制机构。各地政策的密集出台为解决托育机构监管缺位的问题，满足人民群众对婴幼儿照护和教育的需求提供了政策引导。但由于托育机构政策的滞后性，加之从业标准的不统一、从业人员的良莠不齐，造成了托育服务市场的混乱局面，具体表现为以下四个方面。

（一）政府部门职责不清

2019年10月8日卫健委颁布的《托育机构管理规范（试行）》中规定：托育机构登记后，应当向机构所在地的县级以上卫生健康部门备案。之前，托育机构在市场监管行政主管部门注册登记后，多数并没有向县级卫生健康部门备案，处于"登记即营业"的状态。0～3岁婴幼儿托育机构出现已有些年头了，之前只向工商管理部门注册即可，只是近年来迅速发展，出现了不少伤害婴幼儿健康的事件，经网络媒体的报道和代表委员们的呼吁，才引起政府部门的高度重视。即使如此，当下的不少地方管理部门依然没有足够关注和采取具体的执行措施，管理程序和方法依然按照普通的民办培训企业来管理，缺少明确的专门性监管体系。

(二)托育机构表里不一

托育机构的根本职责是依据婴幼儿的身心发展规律和特点实施照护，培养婴幼儿的自理能力。不少自称"早教中心"的托育机构趁政策尚未完善之际打"擦边球"，如存有在市场监管部门注册的营业执照名称及所属业务与挂牌成立的机构名称不一致的现象，甚至有些托育服务中心的营业执照中并无托育服务的内容。托育机构的表里不一，不仅违背了市场规则，也损害了群众利益。

(三)入行门槛高低极化

2018年托育服务行业成为卫健委批复的新兴行业之一，作为托育服务行业标志性机构的早教机构，真正成为热门的新兴行业也是近三年的事情。人们对托育服务需求的增加，催生了大量资本进入该行业，托育机构迅速发展起来。然而，形成鲜明对比的是，国家的相关政策制度、法律与监管体系却没能及时建立起来，造成托育机构的入行门槛相对较低，并且不少机构以加盟形式出现，导致大量投机性的私人机构应运而生，托育服务质量堪忧，因经营不善而倒闭或跑路的现象屡见不鲜，严重损害行业信誉和形象。由此，个别发达地区在经历过托育服务管理的种种乱象之后，认为入行门槛低是导致问题的原因之一，进而提高了入行门槛，导致众多办学实力一般的机构难以申请到营业资质，使托育服务供给矛盾愈加激化。

(四)无证无照机构多

托育机构的蓬勃发展离不开资本的幕后推动，众多资本见识到托育服务需求的日益增长和行业的持续发展，纷纷介入其中。强势资本利用雄厚的资金和管理技术逐步实现规模化管理、科学化运营，品牌号召力强，图谋长久化发展；实力弱小的私人资本，往往多着眼于眼前利益，追逐利润的短期最大化。前者在举办托育机构时比较规范，证件齐全，师资水平有保证，场地比较大，基础设施能够满足婴幼儿照护需求；后者则手续不齐全，甚至多数没有证件，也无营业执照，师资水平低，人员素质差，基础设施不合格，难以满足照护要求。无证无照的早教中心多隐藏于小区内部，市场监管难度大，即使被发现取缔，也会"游击式"躲藏，变换名称再次出现。这些游离于监管之外的托育机构，因价格低廉得以维持存在，这也给社会和政府主管部门带来新的课题。

第三节　0～3 岁婴幼儿托育服务供需优化配置模式

学前教育在受到国家和社会的广泛关注后，人们又将目光投向早期教育领域，托育问题成为千家万户关注的焦点话题。婴幼儿的照护和托育机构的管理问题事关千万家庭的幸福，建立科学合理的婴幼儿照护和托育服务体系，有助于减轻家庭的育儿负担，使各行各业群众无后顾之忧地从事生产劳动，为建设国家提供保障，也是满足人民日益增长的物质文化需求的必要举措。对于人民的关切，国家亦有所关注和行动，党的十九大报告中特别提到的必须取得"新进展"的七项民生要求中，将"幼有所育"摆在了首要位置，党的二十大报告在总结过去五年的工作和新时代十年的伟大变革时指出"在幼有所育、学有所教、劳有所得、病有所医、老有所养、住有所居、弱有所扶上持续用力，人民生活全方位改善"，"建成世界上规模最大的教育体系、社会保障体系、医疗卫生体系，教育普及水平实现历史性跨越"，足见国家对该民生问题的重视。托育服务的发展需要国家和地方层面的共同托举，分工协作，不应由私人资本主导市场，国家要把事关人民切身利益的民生主导权紧握在手，任由市场主导，人民利益将无法保证。婴幼儿照护服务问题是一个系统性工程，尤其是婴幼儿照护是一个近年来新兴行业，各项制度和规范都尚未建立起来，无论对政府部门还是对社会都是一个待解的新课题，全国上下都在摸着石头过河，通过不断的实验与尝试，力求构建起适合我国国情的婴幼儿照护体系。新兴行业体系的建立，需要从国家到地方再到社会个体多方面全面筹划、团结协作、共同参与。本书认为，婴幼儿照护服务体系建立的关键在于专业人才供需的优化配置，对专业人才的要求非常高，离开"人才"这个核心要素，体系的建立犹如立沙建楼，婴幼儿的身心健康也就无从谈起。

一、强化顶层设计，完善托育服务体系

(一)婴幼儿托育服务属性的确立：公益性、公共性、保教性

构建适合中国国情的托育服务体系，首先要解决的就是明确 0～3 岁婴幼儿托育服务的属性问题，"对 0～3 岁婴幼儿托育服务体系属性的认识，是一切政策制定的源头，也是各地政府与相关部门是否重视及其行为自觉与否的事实性基础"[①]。现实判定任何一项事业和服务的公共性与相关公益性的主要标准有两个，即受益的排他性和效用的不可分性。0～3 岁婴幼儿托育服务是一项事关千万家庭和谐幸福和亿万儿童茁壮健康成长的福利事业，直接影响家长们能否放心工作和追求进一步学习、谋求终身发展，进而影响国家的社会稳定和经济建设的健康发展，对构建社

---

① 庞丽娟等：《有效构建我国 0～3 岁婴幼儿教保服务体系的政策思考》，载《北京师范大学学报(社会科学版)》，2019(6)。

会主义和谐社会具有重要意义。因此，0～3岁婴幼儿托育服务就属性而言具有广泛的公益性与公共性。此外，还要考虑托育服务的其他属性，如保育性和教育性。托育的保育性体现在0～3岁婴幼儿发展的早期。随着婴幼儿的成长，他们的心理发展速度越来越快，对外界的需求与探索也越来越强烈；"特别是近1岁后，语言发展、情感态度、行为习惯、性格养成等各种社会性学习日益增多，儿童在生活、人际交往互动中的各种学习随时影响着儿童发展，这种影响是多方面的、潜在的和长远的，显而易见教育、育人的成分越来越多"①。婴幼儿心理发展趋势进程对"家庭看护"的要求越来越高，高学历的家长们不再满足纯粹而普通的"家庭看护"或"看孩子"，而是转向专业的托育机构，寻求适宜且有质量的托育机构，希望婴幼儿的健康成长获得足够的科学培养。因此，从0～3岁婴幼儿的心理发展规律和成长特点可以看出，婴幼儿发展的规律具有明显的阶段性，也就意味着保育和教育所占的比重是不同的：在0～1岁早期阶段，保育的属性比较突出，照护成为主要内容；1～3岁时，教育或育人成为主要内容。托育服务的保育和教育的属性，决定着托育机构的教育内容和教育方法，即托育服务在于保教结合，以照护为本，不接受传统式的"知识学习"。

（二）婴幼儿托育服务体系下的发展方向：普及还是普惠

根据《意见》可以看出国家对于照护服务的推广、普及的力度是空前的。但需要特别注意的是，3岁前婴幼儿的主体责任还是在家庭。《意见》明确指出发展婴幼儿照护服务的重点是为家庭提供科学养育指导，这也是发展照护服务的根本宗旨。其次才是对确有照护困难的家庭或婴幼儿提供必要的服务。不要误认为是鼓励遍地开花地设立托育机构。地方政府在对该项工作进行考核时，不应只看当地设立了多少托育机构，更应看当地有多少婴幼儿或家庭接受了养育指导服务。另外，要防止"个别机构把婴幼儿照护变成变相的婴幼儿早教"；有些民办机构可能会趁机宣传加盟、连锁开办早教机构，投资者如果因此而盲目进入，可能会出现较大的经营风险和法律风险。②

《意见》中为了应对广大群众对优质早教资源的需求，提出"政策引导，普惠优先"的方针。"普惠"一般是指面向大众收费较低的且接受政府定价和监管的机构，像普惠性幼儿园。如果普惠性与非营利性的界限不明确，就有可能涉及深层次的产权法律问题，如在国内的某些省市已经将普惠性幼儿园定性为非营利性幼儿园，这种界定也可能会影响未来托育机构的进入积极性。普惠的标准是面向大众，幼儿入托机会均等；价格公道，教育质量有保证；优质资源，托育服务良性发展。进入21世纪以来，经济水平的提高和高等教育的日益普及，人们对学前教育的重要

---

① 秦旭芳：《0～3岁婴幼儿早期发展、托育服务是保教还是教保？》，载《教育家》，2019(31)。

② 雷芳：《长株潭三市普惠性民办幼儿园建设存在的问题与对策建议》，载《学前教育研究》，2014(11)。

性认识更加深刻，对优质、均衡、服务大众的学前教育要求日益增加，不仅 3～6 岁的幼儿要接受良好教育，0～3 岁婴幼儿也要接受优质教育，能早入托、入好托就成为新的渴望。入托需求的增加与市面上的托育机构数量形成强烈反差，市面上的托育机构不仅数量少、收费高，而且经营不规范、教育质量良莠不齐。与近些年高速发展且相对完善的学前教育体系比，0～3 岁婴幼儿的公共服务体系严重滞后。

公共托育服务具有广泛的公益性和公共性。从投入与收益来讲，对婴幼儿照护和教育的投入，获益者不仅是家庭和个人，对整个社会也是助益颇大，公众消费得起的公共托育服务有助于提高国民素质，深化对科学育儿的认识，提高女性就业率，建立和谐的家庭关系，还可以减少贫困，促进社会公平，提升人民幸福感。从此意义上讲，托育服务具有社会公共产品的显著特征。目前市场上的托育机构高度依赖师资和基础设施的高额投入，前期的运行成本居高不下，而利润的收益较慢，造成投入与产出不成比例，企业经营困难。因此，0～3 岁的婴幼儿托育服务应该以普惠为主，市场为辅，在政府财政的支持下建设一批具有普惠性的托育机构，利用示范效应带动社会资本进入托育服务行业，最终形成多层次、多样化的婴幼儿照护服务体系。

(三)公共托育服务体系中的政府角色：责任、义务与边界

在福利国家改革和福利多元主义浪潮中，政府角色被置于一个更为多元化的结构之中，在 0～3 岁儿童公共托育服务中，单凭某个部门的一己之力，无法满足家庭与社会的多元需求。因此，需要政府、其他部门乃至全社会的整体支持。面对托育机构存在的安全隐患、机构内部管理混乱、托育从业人员准入门槛低等一系列的现实问题，政府作为社会治理的核心主体负有不可推卸的责任，通过政策的制定与权力的规约构建具有公益性的公共托育服务体系刻不容缓。2019 年 5 月 9 日，为加强托育机构的专业化、规范化建设，国务院印发《意见》，同年 10 月 8 日卫健委组织制定了《托育机构设置标准(试行)》和《托育机构管理规范(试行)》两项文件。《意见》的出台，为婴幼儿照护服务的发展提出了基本原则、发展目标、任务要求、保障措施及组织实施要求；《托育机构设置标准(试行)》对托育机构的设置要求、场地设施和人员规模做出条件规范；《托育机构管理规范(试行)》则从备案管理、收托管理、保育管理、健康管理、安全管理、人员管理和监督管理做出宏观性要求。根据国家做出的指导性要求，各地区针对规范又制订了具体实施办法，初步打通了从中央到地方规范治理的通道。

对于托育服务的方兴未艾，要理性地看到，出台的政策文件并不能满足当前托育服务的现实需要，政府所制定的只是宏观性规范，要堵住监管缺失的漏洞，构建齐全的适合中国国情的公共托育服务体系还有很长的路要走。政协委员杜惠平认为，政府主管部门还需要尽快制定 0～3 岁托育服务工作指导意见及其配套文件，制定相关服务标准、技术流程和安全管理等规范，以统一的行业标准规范开展托育服务。① 政府需要正视0～3岁托育服务的实际需求，全方位思考并拟定与之配套的政策法规。事实证明，托育服务完全交由市场运行是不行的，市场竞争虽然可以淘汰掉一些办学差的托育机构，但也会造成市场资源的垄断，广大人民的福祉无法得到保证，因此政府构建公共托育服务体系责无旁贷。这里要强调的是政府要明确自身对公共托育所应负的职责与义务，具体包括明确教育、人社、民政和卫生等行政部门在0～3岁婴幼儿托育工作中的具体职责。此外，在财政投入方面，要明确具体出资人及采取何种方式予以政府性投入，将0～3岁托育设施建设纳入近期的社区规划，发展普惠性托育机构，进一步扩大学前教育资源。

总而言之，尽管市场和其他社会部门能够分担公共托育的部分功能，但是在社会主义国家体系中政府在其中的责任、权力与主导性依然占据重要地位，集体主义中的政府在灵活处理社会问题时改变的只是其履职的形式。在我国，政府是多元供给体系中的主导者，从政策规范、资金划拨和服务提供三个层面对公共托育服务的发展进行引导，或者说明确自身的直接与间接责任，从不同的广度与深度上对公共托育的发展予以支持，直接责任包括顶层的政策和制度设计、保证财政拨款，以及为家庭提供示范性的托育服务，如拓展公办幼儿园的托育服务；间接责任包括对其他公共托育主体，如市场和第三部门提供资金支持，以及对其管理和运行进行评估和监督等，以此创造良好的多元供给网络，使公共托育服务能够长期有序地开展，满足更多家庭的需要。②

（四）公共托育服务体系中的财政支持：经费来源与支出内容

建立覆盖面广、群众承受得起、政府托底的公共托育服务体系需要经费的大力支持和持续投入。目前我国各地尚未建立0～3岁婴幼儿教保服务的财政投入与经费保障机制，成本分担机制缺失。资金投入以家庭承担为主，政府财政支持较少；托育机构经费来源渠道单一，财政引导各类资本、各种力量投入该项事业的杠杆作用尚未发挥出来，仅个别地区如长春市、芜湖市提出了建立公共财政支持、社会参与、家长合理分担的机制。③ 但对于政府、家庭和社会如何分担，以及不同层级政府如何分担尚无明确规定。另外，在财政支持的方式上，各地以专项补助为主，一些地区如四川省、南京市、上海市等提出了采取综合奖补、税费减免等予以支持，但距离制度化的财政支持机制还有很长的路要走。

0～3岁婴幼儿公共托育服务体系的建立和资源拓展需要制度化的财政支持机制做支撑，具体可以从以下方面采取措施：①地方政府可以将0～3岁婴幼儿公共

① 华怡佼：《我国"二孩政策"下0～3岁儿童公共托育服务供给体系研究——以上海为例》，硕士学位论文，上海师范大学，2018。

② 庞丽娟等：《有效构建我国0～3岁婴幼儿教保服务体系的政策思考》，载《北京师范大学学报（社会科学版）》，2019(6)。

③ 同上。

托育服务体系建设纳入年度公共预算（也可单独列支）和城乡公共服务设施统一规划与建设之中，根据本地区财力情况逐年提高支持力度，并对每年度的实施情况进行监管和问责，不断提高公共托育服务水平和覆盖范围，中央政府根据各地实施情况予以奖补。②采取土地优先保障、税费减免、购买服务等方式，多管齐下，共同支持由企事业单位、高校、集体、社区或完全由个人举办的具有普惠性质的 0～3 岁婴幼儿托育服务机构的建设和发展。要突破原有旧思维，打破财政支持要"唯公"的旧观念，充分发挥财政的引导作用，带动各类资本、社会力量介入托育服务发展，促进普惠性托育机构的快速成长。③建立财政支持、家庭合理分担、社会补充的经费投入与成本分担机制。我国经济在进入常态化运行新阶段之后，发展速度缓慢，需要承担国家建设的各项投资和支出，家庭作为 0～3 岁婴幼儿养育的第一责任主体，必然要承担一定的费用支出，政府对普惠性托育机构的支持也要明确支出范围，如机构内部日常运转、人员开支、业务培训等。同时，还要鼓励第三部门、社会公益团体、基金会等对普惠性托育机构给予捐款和帮助，拓宽经费来源的渠道，确保托育机构正常运营。

（五）公共托育服务体系中的人力资源：政策倾斜与人才培养

公共托育服务体系的构建是人的行动，既需要顶层的设计者，也需要具体的执行者，而托育服务专业人才就是实现公共托育服务体系的事实执行者。离开专业的教育人才，托育服务不啻一张白纸。事实上，家长们选择托育机构，表面上看中的是品牌、环境、办学实力，其实是在选择师资。即使品牌再响亮、办学场地再宽敞、办学"实力"再雄厚，家长们终究看中的是所选择托育机构的师资情况，其中以经验多少为重要的评判标准。没有优良的师资不仅家长们会质疑其办学资质，也会担忧其是否拖累自家孩子发展。由此，可以清楚地看出师资水平抑或专业人才在托育服务体系中占据着多么重要的地位，人才培养的急迫性也应提到体系建设的规划中来。

我国高校的办学经费基本以政府出资为主，政府作为专业人才的直接投资人，对人才收益是有所期待的。政府部门也是学校的直接领导者，根据社会的人才需求情况和就业情况决定是否扩招或缩减相应专业的招生规模，进而影响人才的社会供给情况。现有学校申办的托育类专业主要面向托育机构就业，为托育服务行业提供适量的专业人才。随着托育服务行业市场的火热，众多不具资质的早教机构纷纷借机瞄准托育市场，结果造成托育服务人员素质参差不齐，家长们对早教机构的质量产生疑虑，反过来影响托育机构的招生。透过现象看本质，要想重振家长对托育机构的信心和信任，除营造良好的外部环境外，最关键的还是要有专业的人才队伍，这也是家长们最为看中的。人才的供给不足问题也需要国家做好顶层设计——谁来培养、怎么培养、培养多少——提前做好调研和预案，规范引导托育服务专业人才的培养和社会供给。如前所述，现在承担托育服务专业人才培养的院校以专科层次为主，本科层次职业院校开办数量较少，人才培养的质量受到一定的限制；婴幼儿托育服务与管理专业是一个新兴专业，正式开设时间不长，对人才培养的规模有一定要求，各开办院校招生规模也较小。两者的叠加，就造成了专业人才的供给不足，托育服务专业人才也就成为托育服务市场上的"香饽饽"，市场上的人才争夺比较激烈，其结果往往是多数的托育类专业毕业生被有实力的品牌机构"收入囊中"，就业地域也集中于大中城市，前往小城市就业的毕业生较少，这就加剧了人才资源供给的不均衡，托育服务问题长期难以解决。因此，在确保质量的前提下，如何适度扩大招生规模和招生院校数量，是教育主管者的政府需要认真思考和解决的一个重要问题。

二、建立多元共治，健全托育服务监管体制

当前托育服务市场混乱的主要原因之一便是监管制度的缺失，根本上是法律体系的不健全。缺少法律法规的规范性指导，谁来监管、如何监管及监管程度如何把握等问题都会立刻浮出水面，监管过少起不到应有的管理作用，失序混乱问题始终无法根治；监管过多反而有干预市场经济之嫌。因此，国家立法机关就要及时出台相关法律文件，对托育机构的范畴、法律性质、准入、运营、管理、监督、责任等各方面予以明确及规范性约束，确定托育机构服务的范围、职责及参与各方的责任划分、赔偿机制，为托育机构市场有序发展提供法律依据和保障。[①] 地方政府要以国家法律为蓝本，结合本地区实际情况，因地制宜，制定符合本地实际的实施细则，细化托育服务行业准则、规范托育服务标准，促进托育服务市场的有序健全。

（一）托育服务监管的政府作为：奖惩、公示与归属

2019 年国家相继出台了 0～3 岁婴幼儿托育服务机构的设置标准和管理规范，从中央层面对托育机构的办学场地、基础设施、人员资质、入托条件、建筑设计和供餐等做出了纲领性规定，在一定程度上扭转了托育机构办学和管理的混乱局面，但有些问题还有待进一步解决，如行业的准入标准和督导评估制度等。托育服务行业是一个新兴行业，各项制度的建立与完善需要一个探索的过程，托育市场缺乏监管已是不争事实，我们认为可以从以下方面入手解决：①为了规范托育市场，国家层面应该尽快制定严格的托育服务质量标准、督导评估制度和退出机制，加强对各类托育机构托育服务质量和师资队伍建设的督导、评估和监管。②根据托育机构的办学规范、托育服务质量、儿童发展情况等，建立相应的财政奖补、税收优惠等奖励支持机制，对托育质量低下，有危害婴幼儿身心健康行为的托育机构予以限期整改；对整改不合格者或整改不到位者，由市场监管部门勒令停止办学，退出托育市场，以保障婴幼儿的健康成长，规范托育市场。③建立本地区托育机构工作和事业发展状况公示制度，定期对辖区内的托育机构进行抽查和考核，同时将本区域内的托育服务体系建设情况、师资队伍建设情况和从业人员的基本情况等纳入相关部门

---

① 陈园园、陈恩伦：《托儿所的法律性质及政府监管》，载《法学教育研究》，2019(1)。

考核。对表现突出的部门和个人予以嘉奖和表彰；对责任落实不到位、思想不重视、推进不力的领导干部进行劝勉和曝光。业内教育专家普遍认为，针对3岁以下婴幼儿的托育服务业健康发展，在微观层面上有利于儿童发展、母亲健康、家庭关系和谐与家庭发展能力建设，在宏观层面上有助于全面落实三孩政策、促进社会性别平等、提高社会效率、增加有效劳动供给、促进经济发展和人口均衡发展。政府主管部门应创新监管方式，强化对育幼市场主体的事中、事后监管，及时通报抽查结果，严厉打击市场乱象。

之前，在我国的法律法规体系中，尚未有专门的条款规定具体由哪个教育部门负责婴幼儿照护机构的审批和管理。在现行的《行政许可法》中规定"地方性法规和省、自治区、直辖市人民政府规章，不得设定企业或其他组织的设立登记及其前置性行政许可"，即地方政府不能强行要求婴幼儿托育机构申办许可证，只要条件符合相关规定，市场监督管理机构就应当给予办学许可。《托育机构管理规范（试行）》开始试行后，要求"托育机构登记后，应当向机构所在地的县级以上卫生健康部门备案，提交评价为'合格'的《托育机构卫生评价报告》、消防安全检查合格证明、场地证明、工作人员资格证明等材料，填写备案书和承诺书。提供餐饮服务的，应当提交《食品经营许可证》"。为托育机构的设立和监管提出了基本要求，指明了设置条件，也画出了红线。托育机构从事托育业务从经营维度看，涉及机构准入、运营管理、安全消防、税务税收等多项审批与管理事务；从政府管理维度看，需要对接教育行政部门、工商管理部门、消防部门、公安机关、税务管理部门、食品卫生管理部门、物价管理部门等众多政府职能部门，科学合理地实施政府监管，发挥市场自我配置效应，这对于托育市场的经营发展具有关键性的资源配置作用。

（二）国外公共托育服务借鉴：美国、英国、澳大利亚三国的督导体制

美国、英国、澳大利亚十分重视早期教育的发展及公共托育服务体系的构建，建立了以社区为依托的公共托育服务体系。在解决家长育儿困难、支持弱势贫困地区和家庭的教育方面积累了许多经验。在社区式托育机构的监督和审查方面，美国、英国、澳大利亚三个国家都建立了专门的和相对完善的督导体制，在审查和监督过程中，监督机构具有双重职能，负责对机构的审查和评估，并结合审批和引导，使管理成为教育的手段。一方面，监督机构需要对社区式托育机构进行审查、监督和评估等；另一方面，监督机构需要在给出评估等级后提出具体的改进方案，通过督导来促进社区式托育机构的改进和发展。如美国加州的监督部门为加州社会服务部门及下设的区域办公室，负责审查申请人的资质及该社区托育中心的位置，社会服务部门有权随时进入社区托育中心视察及审核相关记录，并且有权暂停或吊销中心的许可证；英国是由教育标准局负责审查托育机构的申请材料，并到现场检查其设施是否符合规范，符合将会给其颁发资格证书，教育标准局还负责对托育中心进行质量评估和监督，每隔五年必须检查一次并提供书面报告一份，涉及财政支持的管理情况，对中心进行质量评定并提出改进意见；澳大利亚儿童早期教育和保育质量局负责托育机构的注册及督导工作，会从七大领域五个等级进行评定，并依据评定结果监督托育机构的改进和完善。由于各国的国情不同，从而导致各国托育机构的设置标准和监督机制存在较大差异，但也存在一定的共性经验和发展趋势。这些域外托育机构的政府监管模式对于厘定政府监管角色、明确监管边界和手段等均具有一定的参考价值。

（三）监管体系优化再建：政府履职与多元共治

我国托育服务监管体制的建立和健全，需要从体系建设、多元合作共治、创新督导评价等方面进行持续设计和完善。参照国内外的有益经验，具体的做法可以尝试如下：①强化政府层面的监管体系建设。托育服务行业的兴起，监管必须跟得上，在优先考虑婴幼儿健康安全的前提下，完善政府监管体系，尤其是要明确监管的责任主体，具体到人，避免职责交叉、多方共管、相互推诿扯皮，确保监管部门不缺位、不越位、不错位，为托育机构的良好运营提供便利，实现监管的针对性、准确性和有效性。②建立多方共治合作平台，增强政府信息公开透明。托育服务管理仅靠政府一方之力难以做到细致有力，需要动员多方力量共同参与，构建以政府为主体、社会和家长共同合作共治的三方平台。如政府可以将托育机构的监管信息公布在政府网站或推送到新闻媒体上，供社会公众查询和参与，包括向公众征求建议、反馈意见等，引导公众自觉参与托育机构的监督管理。还可以邀请社区居委会、关心下一代工作委员会、家长委员会等社会组织参与对当地托育机构的监督，有效协助政府监管部门及时了解托育机构动态，提高政府的监管效率，促进政府与托育家庭的信息沟通，及时调整政府的监管方向和监管重点，保障托育市场的稳定和托育家庭的利益。③创新政府督导和评价机制。督导评价的目的在于督促托育机构的改进和再提高。政府监管应与社会发展进步、事物调整变化保持一致，及时调整监管标准、优化监管方式、更新监管手段、评价监管效果，持续推动监管路径创新。[1] 参照国外的经验，政府监管质效评价也是政府监管体系的关键一环，建立相应的评价机制有助于促进政府监管效能的提升，具体而言，就是要及时有效地收集来自社会组织、托育机构、托育家庭、第三方评价机构等相关方和利益方对政府监管效率的评价，对信息资料进行收集、整理、总结，为政府监管决策提供参考依据。当然，政府也可以委托一些有资质的研究机构或公司根据监管需要进行市场化专门调研，为政府的政策和措施调整做出决策参考。另外，对托育机构设立定期的评级和奖惩制度，也不失为一项可行的措施。

三、强调多方参与，增加托育服务资源供给

托育服务市场发展迅速，托育机构的数量也呈快速增长的趋势，但是我国现有的托育机构依然是依靠社会力量举办的，如各种亲子园、早教中心、托儿所等，由

---

[1]　陈园园、陈恩伦：《托儿所的法律性质及政府监管》，载《法学教育研究》，2019(1)。

企事业单位（公办幼儿园）、政府机构、高校和社区开办的具有普惠性质的托育机构较少，并且多数位于经济较为发达的政策先行地区。托育服务行业还处在探索阶段，四川省、上海市、南京市等地实行的全日制、半日制、计时制、临时托等托育方式，尚无法满足不同层次、不同类型家庭的需要，多样化、有质量的托育服务成为现实需求和发展方向。要想满足以上需求，必须走多方参与、多元供给的道路，即政府、市场、第三部门和家庭均要参与到 3 岁以下婴幼儿公共托育服务中。其中，多元供给主体的责任与角色需要重新划分与厘清，具体来说，应推动形成以政府为主导、以社区为依托、以市场为补充、以家庭为基础的托育服务体系。

（一）政府主导：公共托育服务体系的创建与社会动员

婴幼儿托育服务已经成为社会的一大现实问题，每年的"两会"期间都有委员呼吁政府拿出具体措施切实解决婴幼儿托育问题，为职工家庭减轻育儿负担，让广大人民群众无后顾之忧地从事生产劳动。婴幼儿照护服务的政策法规体系和标准规范体系的建立应由国家牵头主导，由中央教育部门规划进行顶层设计，提出保底的规范要求和实施原则，具体政策措施由地方政府根据本地区实际情况进一步深化、细化，可以通过采取提供场地、减免租金等方式，正确引导有实力的社会力量积极参与婴幼儿的照护服务工作，加大对用人单位内设婴幼儿托育服务机构的支持力度。首先，政府要做的就是加大资金投入和政策引导。政府可以采取补贴和政策倾斜的形式积极引导和资金支持企事业单位、机关、高校为职工提供灵活多样的保教服务，包括对新建托育机构的税收予以优惠等。其次，鼓励企业单位积极挖掘现有资源，通过单独举办或联合举办的形式，聘任服务人员为本单位职工子女提供安全、规范且有质量的保教服务。家庭既是社会的细胞，也是社区的最基本组织单元，充分发挥社区服务和管理职能是各地政府有效推进 0～3 岁婴幼儿托育服务体系建设的有力抓手，尤其是要充分发挥社区在场地提供、人员支持、环境创设、安全保障等方面的作用，结合政府要求和社区婴幼儿人口数，合理布局和建设社区普惠性托育机构，或者与其他公益组织或有能力承办托育机构的组织合作共同建设社区托育中心。最后，鼓励社会组织、民间团体等有一定经济实力和办学经验的组织参与提供托育服务，严把质量关，适度提高准入门槛，以促进 0～3 岁婴幼儿托育服务市场健康发展。

学校才是人才输出的根本出口，增加托育服务资源供给还要加大院校的人才培养力度，适度扩大招生规模，尤其是增加实力师范高校的招生人数，提高人才培养质量，弥补社会需求的人才缺口。在大众创业、万众创新的时代背景下，政府应该出台新政策鼓励越来越多的创业者将眼光放在婴幼儿早教、托育事业上。

（二）市场补充：企业与第三部门的多样化办学服务

当前社会情形下，民营幼儿园托班、企业自办托育机构和私立早教中心是托育服务供给的主体，政府部门没有为这些园所提供任何物资上的支持，园所完全是走市场化道路，自负盈亏。缺少政府的支持，民营幼儿园处境艰难，为了扭转办学不利的处境，满足家长对优质托育资源的需求，只能走"高投入、高收费"的道路，巨大的经济负担最终被转移到家庭身上，民众的育儿负担愈加沉重。作为市场的补充，在符合标准的基础上，可以利用供求、价格和竞争三大机制，引导有限资源达到更优化的配置，同时通过市场途径满足不同家庭的个性化要求。借鉴我国20世纪50年代至70年代的有效经验，托育服务采取全日制、半日制、计时制、临时制、夜间照料等多种形式，满足不同类型家长群体对0～3岁婴幼儿托育服务的多样化、多层次需求。

除了由政府出资购买部分托育服务，私立早教机构（中心）也可以参照公办早教中心和公办民非早教中心的形式，开发托育功能，但必须以满足准入标准为前提条件。有实力的企业也可以自办托育点，企业托育点一般设在职工工作区，类似经济体制改革前企事业单位提供的单位福利，对职工上下班接送幼儿提供了极大的便利，满足职工的现实需求，也可纳入企业的福利系统，算作企业的福利待遇，一方面减轻企业职工负担，增强企业向心力；另一方面也可以作为吸引优秀人才来企工作的优惠待遇，提高企业竞争力。企业自办托育点若能得到政府政策或资金的倾斜，不但能增加企业办托的积极性，也能解决员工对于托育的实际需求。

以实现公共利益为目标，具有非营利性、志愿性的社会"第三部门"——非营利组织，如社区公益组织等也可以在托育服务中贡献力量。公益组织的出现是社会结构变化的必然结果。在历史的视角中，非营利组织的服务供给主要起源于西方的社区照顾，它最大的意义是公共服务的契约化，政府和非营利组织是契约的双方，在以社区为依托的服务供给网络中，非营利组织应进一步发挥自身的作用，既可作为实际的生产者，直接提供托育服务，满足社区家庭就近、便捷的托育需求，也可以作为中介组织，连接政府、市场和社区志愿者三方面的力量，为有需要的家庭提供具体指向性的信息或服务。

（三）家庭助力：家庭福利政策探索与闭环合力

自新中国成立到20世纪90年代，我国已建立了较为完善的托儿所服务体系，有效地化解了母亲在家庭与工作之间的抉择和矛盾，激发了妇女从事生产劳动的积极性和工作热情。然而，随着市场经济的改革和推进，单位体制下的托儿所体系全面瓦解，妇女照顾婴幼儿的责任和各项成本重新回归家庭，家庭育儿负担开始加重，由退休祖父母看护幼儿成为普遍现象。由于新时代托育服务体系的不健全，为了满足家庭对婴幼儿的照护，各地区根据实际情况逐步延长了新生育妇女的产假时间，给予新生婴幼儿必要的照料。但这绝非长久之计，随着婚育年龄的推迟，年轻夫妇生育子女的时间不断延后，祖父母的年龄也在逐渐增长，有些家庭的祖父母已无力照顾新生幼儿，照护幼儿的重担完全由年轻夫妇承担，家庭矛盾或许增多。此外，家庭养育最优但缺乏制度保障，家政服务是有益补充但不规范，托育需求旺盛但有效供给不足，由于缺乏资源、科学知识和方法，不少儿童难以在家庭中得到科学、充分的发展指导。①

　　家庭作为婴幼儿的原生地，具有天然的先天优势，家庭整体作为福利对象，同样可以为托育服务发展贡献力量。家庭仍然是儿童早期照顾最重要的责任主体，按照"家庭为主，托育补充"的基本原则，家庭对婴幼儿照护负主体责任，托育服务为确有困难的家庭提供补充。② 构建公共托育服务体系虽然是政府托底、市场参与、学校供给，家庭可以减轻大半负担，但是体系的完善与高质量发展离不开家庭的加盟。家庭是社会的细胞，不仅是经济单元，也是福利单元。因此，温情友善的友好型福利社会，需要构建覆盖全龄化的家庭福利政策，包括人生开端的托育、学龄期间的教育、家庭与事业相兼顾的福利制度、退休休养的养老政策、生命尾声的终极关怀等，将托育服务纳入体系整体框架，有利于打造政策合力闭环，惠及幼儿群体，也让年轻人全身心投入工作、老年人安心养老，形成具有中国特色的福利体系，服务于全体国民。客观讲，发展托育、构建社会公共托育体系不仅仅意味着政府和社会力量单向地为家庭提供具有公共性的托育服务，也意味着为家庭创设和家庭自设恰如其分的托育环境，如延长妇女的产假时间和探索丈夫的陪护假制度等，使夫妇双方都有一定的时间陪护婴幼儿。重要的是，要鼓励父亲积极参与育儿经验的学习和实践，提高父亲的陪伴和育儿服务意识，增加父亲在育儿过程中的角色比重。

（四）高校供给：托育服务专业人才队伍的培养与社会服务

　　构建多主体、多元化的举办主体格局，需要以多种方式，积极引导和支持符合条件的企事业单位、机关、高校、集体、社会团体和个人投入与举办非营利性托育服务机构，为单位职工、社区居民提供公益性托育服务。高校作为人才产出的最重要基地，担负着为社会输送合格保教人才的重任，高校在托育服务资源供给失衡的情形下应该有所作为。婴幼儿托育行业与高校的婴幼儿托育相关专业之间并不是彼此孤立的，而是一种互为依存、相互促进、相辅相成、共生共荣的关系。人民群众对婴幼儿托育服务的迫切需求与我党执政为民的理念催生了新时代婴幼儿托育行业的快速发展，行业对专业人才的大量需求是高校开设相关专业的直接动因和重要基础；而高校是人才资源、教学资源和学术资源的聚集地，学前教育、护理、家政等专业人才的培养能为我国婴幼儿托育行业发展提供强大的人才与智力支撑，高校在婴幼儿托育服务专业人才队伍建设中的重要作用不言而喻。

　　高校应紧贴婴幼儿托育行业发展之所需，树立行业人才培养的时代性与前瞻性相融合、科学性与应用性相结合、技术技能专业性与通识性相融合的人才培养目标，精准构建高校的婴幼儿托育服务人才培养体系。以公共通识课、专业核心课、

　　① 纪秀君：《托育服务如何走向规范多元——婴幼儿早期发展、托育服务与家庭育儿支持论坛观察》，载《中国教育报》，2019-07-21。
　　② 陈偲、陆继锋：《公共托育服务：框架、进展与未来》，载《行政管理改革》，2020(6)。

专业基础课、实习实训课四大课程体系为基本构架，通过公共通识课促使学生形成积极健康的生活态度，用专业核心课提升学生的专业素养，用专业基础课奠定学生的专业学识，用实习实训课加强技术技能人才培养，使所培养之人具备"品德高尚、业务精湛、爱婴如子"的职业素养与专业技能，确保高校婴幼儿照护人才的供给质量。

服务社会是高校的主要职能之一。《意见》指出，高校应根据需求开设婴幼儿照护相关专业，加快培养婴幼儿照护相关专业人才。高校的人才培养方向应着眼于时代之所需，引导毕业生发挥专业优势，为家庭提供科学育儿咨询服务，所培养婴幼儿托育人才既可以到托育一线解决婴幼儿照护的民生所需，又可以入户向直接照护人普及科学育儿知识。依托社区、各级妇联等机构提供的"妇女儿童之家""儿童微家"等平台，为抚育主体提供优生优育咨询、科学育儿辅导、婴幼儿抚触按摩、早教开发等亲职培训指导，从而解决家庭托育之所急，满足社会民生之所需，服务当前和未来我国经济、社会、人口发展之大局。

随着国家对 0～3 岁婴幼儿照护问题的关注和一系列规范政策的出台，托育市场也开始走向更多元、规范的状态，目前国内的托育市场正从混乱无序向标准化、高质化发展。当然，这个过程伴随着失序与挣扎，也伴随着竞争与退出，但是为了广大人民群众能够承担起、享受得起托育服务，必须建立有序的普惠性公共托育服务体系，相信今后还有更多的、符合本地实际的细化政策相继落地，也会有更多行之有效的具体举措得到推行，不仅有助于托育市场的健康规范化和消除市场顽疾，而且也是在践行为人民的利益谋福祉。虽然距离完善的公共托育服务体系建立还有很长的路要走，然而中国已走在快速发展的路上了，无论是政府、市场还是家庭、高校都在努力发挥着各自的优势，努力打造具有中国特色的公共托育服务体系，相信在不远的未来理想一定会变成现实，让更多的婴幼儿享受高质量的照护服务。

第五章

0～3 岁婴幼儿托育服务专业人才供需优化配置实践探索

Chapter Five

第一节　0～3 岁婴幼儿托育服务专业人才的需求定位

当今世界，科学技术日新月异，国际竞争日益激烈。社会经济结构和产业结构调整速度加快，社会科技的加速发展不但对人才提出量的要求，更提出质的要求，传统的人才培养方式已经不能适应社会的发展。随着 0～3 岁婴幼儿托育服务对象的需求趋于托育服务品质方面发展，托育机构的质量需求将会越来越迫切。

一、人才需求定位：从"职业教育"到"教师教育"

我国最早的职业教育，从 19 世纪 60 年代的实业教育算起，迄今已有 160 多年的历史。最初的职业教育以学习西方技艺和培养实用人才为主要内容。1902 年颁布的《壬寅学制》制订了一套较为系统的实业教育制度。1917 年成立的"中华职教社"则开启了与实业界联合举办职业教育的先河。职业教育发展到今天，其内涵已扩展到让受教育者获得某种职业或生产劳动所需要的职业知识、技能和职业道德的教育，包括中等职业教育、高等职业教育（专科层次职业教育、本科层次职业教育、研究生层次职业教育）。其目的是培养应用型人才和具有一定文化水平和专业知识技能的社会主义劳动者和社会主义建设者，与普通教育和成人教育相比较，职业教育侧重于实践技能和实际工作能力的培养，主要通过职业学校教育和职业培训两种形式去实施。职业学校教育是学历性的教育，分为中等和高等职业学校教育。职业培训是非学历性的教育，包括对职业人员的就业前培训、对下岗职工的再就业培训等各种职业培训。自 2013 年 12 月"单独二孩"政策依法启动实施和 2016 年 1 月 1 日正式放开"全面二孩"以来，双薪家庭"工作—育儿"难以平衡，大多通过"邻托"、托育机构解决难题。而托育服务专业人才大多在职业培训机构经过 3～6 个月的"育婴师"短期培训后就上岗。随着社会市场的强劲增长和百姓需求的日益提高，托育服务人才专业化发展成为职业教育发展的主要方向，托育服务专业人才应纳入教师教育培养体系且通过专业化的培养后方能上岗的呼声越来越高。从职业面向上看，托育服务专业人才的培养兼具职业性和师范性的双重性质愈加明显。就职业性而言，托育服务专业人才的培养以面向各类托育机构第一线应用型人才为目标；就师范性而言，托育服务专业人才的服务对象是 0～3 岁婴幼儿，是一个身心正在迅速发展、想象力丰富、个性初具雏形的稚嫩的生命群体，所以托育服务专业人才培养的过程和方法也与其他专业不同，人才的培养具有很强的师范性。

教师教育是对教师职前培养和职后培训的统称，秉持终身教育思想，按照教师职业岗位不同阶段的专业发展特点，对教师实施职前培养、职后培训、在职研修等连贯的、发展的、一体化教育过程。教师教育具有连续性和可持续发展特征，托育服务专业人才为早期婴幼儿发展和家庭教育服务，服务对象的特殊性决定了托育服务专业人才培养归属教师教育范畴。在世界性教师教育改革大潮的背景下，托育服务专业人才培养模式发生了重大变革，逐渐以专业性、开放性、终身性的现代教师教育取代了过去理论性、封闭性、终结性的短时快速应急传统式培养，进入一个崭新的发展时期。

在教师教育大力发展的背景下，我国各有关行政管理部门也愈加认识到托育服务专业人才质量是保证婴幼儿照护服务质量的基础。2019 年，国务院办公厅印发《意见》及卫健委印发《托育机构设置标准(试行)》《托育机构管理规范(试行)》，对托育服务人员资质和配置做出了进一步规定。由此可见，党和政府不仅高度重视幼有所育，更注重"幼有善育"，将婴幼儿托育服务人员队伍建设摆在了重要位置。就目前来看，高职院校开设的早期教育专业、婴幼儿托育服务与管理专业和高校开设的学前教育专业中早期教育方向培养的人才成为市场上托育服务专业人才的主要来源。2018 年，教育部印发的《教师教育振兴行动计划(2018—2022 年)》中明确提出教师教育是教育事业的工作母机，是提升教育质量的动力源泉。要求提升人才培养规格层次，夯实国民教育保障基础，全面提高师范生的综合素养与能力水平，教师培养规格层次满足保障国民教育和创新人才培养的需要。而托育服务专业人才的培养在国家重视、百姓需要的背景下迫在眉睫、势在必行。

二、基于行业需求调研分析的培养定位

随着我国教师教育培养培训体系的基本健全，职前职后教育相互衔接，学历与非学历教育并举，托育服务专业人才的培养从"职业教育"步入"教师教育"。但长期以来，人才培养受学科本位的影响较大，人才培养出现重人文轻德育、重理论轻实践、重教技轻保育的现象。考虑托育专业人才直接面向相关群体，基于对 0~3 岁婴幼儿家长、托育机构、高职院校教师的调研分析，总体呈现以下的需求特点。

(一)职业道德与专业理念并重

托育服务专业人才的职业道德可看作在长期的保育活动实践中形成的比较稳定的道德观念、行为规范和道德品质的综合，由于所面向对象的特殊性，家长群体对托育服务专业人才的职业道德会非常看重并将其放到首位进行考虑。专业理念是托育服务专业人才对自己所从事专业的价值、标准、特点等方面的理解、判断和认同，而托育服务专业人才的专业理念应指其对托育工作本质理解基础上形成的关于婴幼儿教育的观念和认识，即怎样看待婴幼儿托育工作。专业理念为托育服务专业人才的专业行为提供解释和说明，也是他们从事专业行为的支撑，即婴幼儿托育工作为什么会如此做。托育服务专业人才的专业理念会直接决定其组织保教实践活动的目的、内容和方式，影响其保教实践活动的效果及自己专业发展的方向，也会对家庭教育产生相应影响。因此，不难看出，托育服务专业人才的职业道德和专业理念既相互联系又彼此区分：不同之处表现在对保育工作的认知理解和表现力方面的不同，职业道德侧重托育服务专业人才对保育工作的态度和情意等方面的个人素养，专业理念更侧重于托育服务专业人才对保教工作的对象、目的、内容、方式等方面的专业认知；相互联系表现在二者不可能截然分开，一定是在工作岗位中通过一日保教活动、教育教研学习、环境熏陶感染、团队精神影响获得了对0～3岁婴幼儿身心发展的实践认知和早期教育方法规律的认识，从而结合工作实践对职业的道德观念和行为规范产生相应认同和内化理解，而这份认同和理解会对托育服务专业人才的保育行为产生决定性的作用。托育服务专业人才的职业道德和专业理念是形成专业素养的重点，它们引导和调整托育服务专业人才的保教实践活动，由于彼此之间职业道德的差距和专业理念的差异会导致托育服务专业人才采用不同的保育态度、不同的教学方法手段形成不同的保育实践行为，从而也就产生了不同的保育效果。因此，托育服务专业人才的职业道德与专业理念是其专业化发展的重要表现，也是区别于其他工作岗位人员的根本，同时职业道德与专业理念会反作用于专业人才的专业化发展，而具有优质职业道德和良好专业理念的托育服务专业人才会对自己有更高的专业化发展要求，也能萌生较强的自主发展意识，那么相应的专业知识和专业能力会发展得更好。

（二）实践能力与理论素养并进

基于需求调研，行业方期待托育服务专业人才的职前培养能缩短行业方再培养的时间并实现零距离上岗。简言之，即毕业能就业，上岗人好用。托育服务专业人才的理论素养和实践能力决定着保教工作的实际效果，对婴幼儿的发展产生重要作用。理论素养从通识性知识、婴幼儿发展知识、婴幼儿保育教育知识方面进行培养。通识性知识包括一定的自然科学和人文社会科学知识、艺术基础素养、信息技术等方面。自然科学以自然世界为研究对象，帮助托育服务专业人才形成科学精神和正确的科学观，只有掌握基础的自然科学知识，才能引导婴幼儿发现科学现象、感知自然和科学的奇妙。人文社会科学知识是对人文科学知识和社会科学知识的总称，能帮助托育服务专业人才提高文化素养，丰富文化底蕴，以对保教工作进行有力的价值澄清和支持，如对诗词歌赋的理解能帮助他们更好地在语言教育活动中引导婴幼儿感受欣赏。艺术基础素养体现的是正确的审美价值观，能帮助托育服务专业人才感知艺术美、欣赏艺术美，继而学会正确表达艺术美。托育服务专业人才的艺术素养关系着婴幼儿对艺术美的感受、欣赏和表达。艺术基础素养还能在适宜的学习条件下，提升专业人才的审美情趣和道德修养，对创造精神和创造能力的培养产生重要作用，因其独特的表现一直深受托育市场行业方喜爱和家长的青睐。信息技术主要体现为现代生活环境下的网络、多媒体等多种技术，在网络技术、计算机技术快速发展的今天，信息技术的知识和运用已经成为必须掌握的内容，而这也为专业人才提供获得信息的手段，学习在繁多的信息中筛选、获取自己需要的信息，成为保教工作的辅助手段。婴幼儿发展知识处在专业人才知识结构的核心位置，它包括全面了解婴幼儿及其年龄发展特点、身心发展规律、学习的方式和特点等方面。保教工作对象是婴幼儿的特殊性决定婴幼儿发展知识对专业人才的发展至关重要，不仅有助于专业人才形成正确的儿童观和教育观，也是专业人才开展保教工作的重要基石。婴幼儿保育教育知识是教育的基本原理，婴幼儿发展知识解决了婴幼儿"是什么及为什么"的问题，但如何将这些发展知识运用到保教工作中，保育教育知识解决了"怎么样及如何做"的问题，因此保育教育知识能为托育服务专业人才提供方法手段，指导专业人才的保教实践，并且为专业人才有效开展保教工作提供理论依据和支持。

实践能力是托育服务专业人才在保教工作中能力的具体体现，直接影响保教工作的实效和婴幼儿的发展。托育服务专业人才在经过系统的职前学习和培养后，理解并掌握了婴幼儿发展知识和保育教育知识的基础，他们会进入工作岗位，在保教工作实践中综合性地对所学通识性知识、婴幼儿发展知识、保育教育知识加以运用。知识是能力表现的基础和条件，但通过能力的表现才能知道个人知识的掌握情况和运用成效。因此，由于婴幼儿年龄小、发展差异大，保教工作的难度和复杂性也由此增加，需要托育服务专业人才全面、灵活地运用所学理论知识，以保证实践能力的有效性。调研发现，随着"教师专业化"概念的提出，传统的"唯知识论"已经跟不上时代的发展，也满足不了托育机构和家长的期待。消除"唯知识论"的影响，树立能力为重的理念，倡导实践能力与理论素养并进，才能真正实现教师教育教学改革的有效性。

（三）学历证书与职业证书并行

为振兴教师教育从而保证专业人才的培养质量，我国从2000年开始全面推行并不断完善教师职业资格制度，教师教育从学历教育制度向证书制度转变。2012年，开始尝试严格规范教师资格考试质量和准入标准，统一采用国家标准进行教师资格考试，要求各级院校的师范专业毕业生不仅需要获得学历教育毕业证，还必须参加国家级考试获得教师资格证才有从事教师职业的资格。这开始表明，学历教育证书向双证书制度转变。2019年5月《意见》提出，高等院校和职业院校根据需求开设婴幼儿照护相关专业。顺应社会发展需要和家庭托育需求，教育部在针对托育服务专业人才培养方面，2015年在普通高等学校、高等职业学校专业目录中开设了早期教育和护理专业；2016年增补了幼儿发展与健康管理专业；2018年全国高职院校、高等学校共开设婴幼儿照护专业点1151个，招生人数为29.6万人。2021年，根据教育部关于印发《职业教育专业目录（2021年）》的通知（教职成〔2021〕2号），高等职业教育专科专业幼儿发展与健康管理专业更名为婴幼儿托育服务与管理专业，高等职业教育本科专业新增婴幼儿发展与健康管理专业。教育部在专业设置和专业建设方面都做出了新的要求，已有专业建设有了新的突破。同时，教育部在国务院新闻办于2019年5月举办的国务院政策例行答记者会上表示，将在母婴照护领域开展"学历证书＋若干职业技能等级证书"制度试点工作，开发相关职业技能等级证书，深化复合型技术技能人才培养培训模式和评价模式改革。这意味着高等院校和高职院校的托育服务专业人才在经过职前培养、顺利完成学业获得学历证书的同时，还应取得相应职业资格等级证书。学历教育证书主要反映学习者学习的经历，是职前文化知识水平和理论素养的证明。与学历教育证书不同的是，职业资格证书是对要从事的某一职业所必备的知识、技能和能力的基本要求，体现专业人才为适应职业需要而具备的职业知识的能力。职业资格证书与职业的具体要求密切相关，能更直接和准确地反映职业的工作标准和操作规范，以及该行业人员从事职业所达到的实际工作能力水平。如"1＋X"幼儿照护职业技能等级证书，保育师、托育师、育婴员、婴幼儿发展引导员资格证等均与婴幼儿照护服务相关。以职业工作分析的结果具体化为专业人才必须具备的能力标准，这一职业教育理念成为高职院校教师教育教学改革的指导思想。调研发现，相关需求者和利益方均提出，所培养的托育服务专业人才应在具备学历教育证书的同时获取多项职业资格证书，达到两者并行，这也与国家的政策要求不谋而合。

三、托育服务专业人才的教育目的与职前培养的教育目标

托育服务专业人才的培养过程是确定培养目标与规格、构建人才培养模式及实施人才培养方案的过程。确定教育目的和教育目标，有必要先行厘清目的、目标、教育目的、教育目标的含义。因为从目的、目标层面，两者在汉语词汇中由于释义比较接近，都表示具有一定的指向性，所以大多数人并不能区分两者的不同，在实际应用中也常常混淆，分不清目的和目标，从而不能明确定位和方向。目的通常是指行为主体根据自身的需要，借助意识、观念的中介作用预先设想的行为结果。它以个体的实践活动为依据，目的始终贯穿其中。目标强调需要个体主动性的参与，通过个人努力且有计划、有步骤地实现。目的相对较抽象，而目标因为加入了自己的动机，会更加具体化。教育目的是国家或社会对受教育者培养成为需要的人的总要求，根据一定社会的政治、经济、生产、文化科学技术发展的要求和受教育者身心发展的状况而确定，它是教育活动的出发点和归宿，指导和支配着一切教育教学活动，也是确定教育内容、选择教育方法和评价方式、评价教育效果的根据，它说明"为什么而教的问题"。教育目标是指为了实现教育目的而提出的受教育者应达到的标准，它是培养人的方向和规格，对教育教学活动提出具体要求，教育目标反映教育目的，它表明"培养什么人的问题"。

托育服务事关婴幼儿健康成长，事关千家万户。托育服务专业人才的教育目的在于满足适龄婴幼儿多样化需求的托育服务，提高从业人员队伍素质，提升托育服务质量，保障托育服务质量。国家关于托育政策的颁布与实施，特别是《意见》的颁布，首次提供了国家级的托育发展指导意见，明确了婴幼儿照护服务的主管部门和相关部门的职责，指明了行业的发展方向，这对于我国刚起步的托育行业是重大利好，将会促进托育行业健康发展，也有利于我国三孩政策的深入实施，缓解家庭的育儿难题。《意见》中明确指出了将"加强队伍建设"作为3岁以下婴幼儿照护服务发展的保障措施，并提出全国高等院校和职业院校（含技工院校）要根据需求开设婴幼儿照护相关专业。这为开办培养托育服务专业人才的早期教育专

业、幼儿保育专业、婴幼儿托育专业、母婴照护专业、幼儿健康与管理专业、婴幼儿托育服务与管理等专业提供了有力的政策保障，也昭示托育服务专业人才的培养进入全盛时期。

我国目前托育服务专业人才的培养体系包括本科阶段（高校学前教育专业开设早期教育方向、高职本科婴幼儿发展与健康管理专业）、专科阶段（高职高专早期教育专业、婴幼儿托育服务与管理专业）、中职（婴幼儿托育专业、母婴照护专业）、社会机构短期培训（托育师、育婴师）。尽管各培养体系均承担了培养托育服务专业人才的育人任务，但由于生源不同、学制不同，各培养体系的培养目标差别较大。高校本科阶段的托育服务专业人才培养仅从学前教育专业中开设一个早期教育方向进行育人，培养目标立足于理论研究与实践应用层面，面向的就业工作岗位是早期教育机构师资及管理人员的专业人才，其次是为研究生教育提供从事早期教育理论与实践研究的人才生力军。两类人才的培养目标略有不同，毕业后即就业的人才培养目标体现在以下方面：熟悉早期教育活动及早教机构工作环节和方法，掌握早期教育方针政策和保教工作基本原则；具有扎实的早期教育专业基础知识和理论，掌握基本技能和专业技能；把握婴幼儿发展规律和特点，具备观察婴幼儿和分析其行为的基本能力，能根据婴幼儿发展特点及现实资源有针对性地实施教育教学；擅于与婴幼儿和家长沟通。而毕业后再升学的人才培养目标还会体现在：系统掌握早期教育乃至学前教育方面的基本理论，了解早期教育专业的前沿理论发展；树立正确的儿童观，具备较强的分析问题和解决问题的能力；掌握从事早期教育科学研究的方法，具备一定的科研能力。社会机构短期培训的托育服务专业人才，因更多表现为职业培训、上岗培训，直接对应家庭"月嫂"这份职业，因此人才培养目标体现在：具备对婴儿进行日常生活保健与护理的能力；掌握婴儿生理发育和心理发展的特点；掌握婴儿营养的基本知识和营养需要；掌握婴儿教育特点与原则方法，熟悉相关法律、法规知识。专科阶段的托育服务专业人才培养受其生源素质及培养时长所限，培养目标区别于其他层次，并且人才培养的整体模式会受到地域、院校的条件影响，因此各培养托育服务专业人才的高职高专院校应依据本校优势，找准定位体现特点。专科阶段凸显应用型人才的培养目标，具体体现在：掌握婴幼儿身心发展规律、营养喂养、卫生保健等专业知识，具备婴幼儿回应性照料、游戏活动实施与改进、伤害预防与处理、疾病识别与预防、照护者合作交流、机构运营管理能力的高素质技术技能托育服务人才。在综合考虑国家宏观政策、托育服务专业人才培养特点、托育市场行业对人才的需求、托育服务专业人才的素质状况等因素下，托育服务专业人才的职前教育目标可以作以下考虑。

（一）托育服务专业人才的培养目标是高素质技术技能人才

目前，高职高专院校成为培养托育服务专业人才的主力军，充分发挥职业性和师范性特点，培养的人才是面向实践岗位、具有必备的理论知识与实践能力的应用型人才，是基层第一线的婴幼儿照护者。因为面向的工作对象为婴幼儿和家长的特殊性，托育服务专业人才必须是运用智力技能进行工作的高素质人才，这样才能将科学的教育理念和熟练的技能方法灵活地运用于托育服务工作中。

(二)托育服务专业人才的培养目标是具有崇高职业道德与较强创新精神的婴幼儿照护者

托育服务专业人才面对的工作对象的特殊性决定了需要倍加呵护与细心照顾婴幼儿方能体现专业性，从而也对托育服务专业人才的职业道德与专业态度作出了特别的要求。从工作所涉及的关系来看，包括与婴幼儿的关系、与同事及整个团队的关系、与婴幼儿家长的关系、与社区或其他相关人员的关系。托育服务专业人才在种种关系中学习共处，以职业道德规范约束自身从教行为，体现职业理想和职业责任，展现婴幼儿照护者人格特质。在倡导以婴幼儿为本的理念指导下，注重保教内容的生成性和开放性特征，托育服务专业人才的创新精神也顺应时代的发展提上了培养目标的范畴。基于托育行业机构的调研，需要专业人才在反思观察、分析解读婴幼儿时创造性地设计教育活动，以满足婴幼儿发展的需要。

(三)托育服务专业人才的培养目标是培养"零距离上岗"的婴幼儿照护者

基于调研发现，托育行业对托育服务专业人才培养院校提出了培养"零距离上岗"的婴幼儿照护者要求。"零距离上岗"意味着培养的专业学生毕业后，不需要托育行业机构花费巨大的时间、人力、物力成本再行岗前培训，而是毕业即上岗，能进入托育机构直接上岗工作，有效缩短适应期。这将有利于托育机构节约时间和资金成本，有利于培养院校与行业方的有效合作，提高人才培养的效率。因此，培养托育服务专业人才的院校应以学生就业岗位所需的职业综合能力为培养目标，培养具备专业能力、方法能力和社会能力且能胜任职业领域典型工作任务的专业人才，并构建适宜的人才培养模式，采用合理有效的教学方式，理实一体结合，帮助所培养的人才实现"零距离上岗"。

因此，综上所述，我们可以将托育服务专业人才职前培养的目标定位为：培养具有敬佑生命、甘于奉献的职业精神，具备科学托育服务理念，专业基础知识牢固，艺术素养全面，文化底蕴深厚，能适应社会经济发展和托育机构岗位需求，能合作、会沟通、有创新的高素质技术技能人才。

四、托育服务专业人才职前培养规格

人才培养规格是学校对所培养出的人才质量标准的规定，指受教育者接受在校三年或四年的专业学习与培养后应达到的基本要求、综合素质及能够胜任某种职业领域综合性工作任务的能力。人才培养规格是学校工作的立足点和重要依据。高职院校人才培养规格是学校专业培养目标的细化，是学校对毕业生培养质量要求的规范，是学校制定教学计划和课程教学大纲，组织教学、检查和评估教育质量的依据，它解决了专业人才培养的方向问题。专业人才培养规格将按照国家政策和人才市场导向来制定，会根据专业教育培养目标对人才提出在素养、知识、能力方面应达到的基本要求，并对专业人才培养的方向和所要达到的目标进行概括性的描述。《中华人民共和国高等教育法》规定："专科教育就当使学生掌握专业必备的基础理论、专门知识，具有从事专业实际工作的基本技能和初步能力。"直接反映了高职院校专科人才培养规格为专业培养目标细化的这一特性。人才培养规格的构成要素按照三要素法包括素质结构、知识结构、能力结构。因此，专业人才职前培养规格应考虑以下五个方面。一是时代性。突出 21 世纪的时代特征，强调创新能力和创新精神，体现自我反思和自我学习的意识能力。在知识结构方面，具备现代信息技术知识与技能，能力结构方面培养具备信息加工、筛选、处理和应用的能力，素质结构方面强调创新精神的培养。二是地域性。人才培养规格应当突出服务当地区域、面向其他省域的基本特征。在设计人才培养规格时应当充分考虑本地域经济发展的情况，考虑本地域家庭需求的特殊性和社会发展的需要。三是全面性。依据专业人才职业岗位要求和社会需求，根据人才培养教育目标，从综合素质、专业知识、专业能力方面思考制定托育服务专业人才职前教育培养规格。四是处理好知识、能力、素质三者协调发展的关系。知识是人类认识世界过程中积累的经验和成果，能力是人顺利完成和实现某种活动所必需的心理条件，素质是指人在先天生理素质的基础上，通过环境影响和教育训练所获得的内在的、相对稳定的、长期发挥作用的身心特征及其基本的品质结构。知识是素质形成和提高的基础，是能力和素质的载体。知识与能力又是紧密相连的，大量的知识获得是能力形成的基础。能力是素质的一种外在形式，素质诉诸实践就表现为能力；离开能力，素质就无从表现、观察、确证和把握。素质与知识、能力密切相关，素质的基本要素是知识和能力，核心是能力和价值观。人才培养规格在制定中，需要对知识、能力、素质三者的协调发展进行优化，托育服务专业人才的知识结构不但要求基础扎实，还要求有一定的宽度，能够为未来的服务对象解决基础知识的全面拓展性问题，而应用型人才的培养目标则是其应用能力、实践能力的具体性描述，即为职业岗位所需储备的职业能力。在素质结构方面，职业道德理想和敬业精神、专业认同和为人师表都是对该人才培养的基本要求。五是处理好人才培养的统一性要求与多样性需求的关系。国家在保证人才培养质量而规定的基本质量标准基础上，对人才培养规格作了统一性要求，但与高职院校人才培养规格多样性并不矛盾。因为人才培养规格多样性是根据社会需要的人才类型及本地区、本院校的实际情况，对人才的知识结构、能力结构、素质结构及三者的整体结构进行科学合理的设计。同时，还会留下充分的时间与空间，保证所培养人才能够在国家统一性要求下，设计符合所培养的人才、院校、区域的培养规格。

2021 年 1 月《托育机构保育指导大纲（试行）》的出台，为托育机构实施保育工作指明了方向和目标，提供了相应的保育目标和要求。托育服务专业人才职前培养规格的知识结构、能力结构和素质结构可从这份指导大纲中得到指导。托育服务专业人才职前教育主要以培养即将入职的托育机构保育教师为目的，托育服务专业人才是履行托育机构保育工作职责的服务人员，需要经过严格的培养和培训，具有良好的职业道德，掌握系统的专业知识，具备熟练的专业能力。为实现托育服务专业人才职前培养目标，满足社会和家庭需求，依据国家相继出台的《国务院办公厅关于促进3岁以下婴幼儿照护服务发展的指导意见》《托育机构设置标准（试行）》《托育机构管理规范（试行）》《托育机构保育指导大纲（试行）》，参照国家的育婴员等资格标准和行业单位对托育服务专业人才的要求，考虑生源素质的实际情况和能力水平，高职院校托育服务专业人才职前培养规格需要充分体现"专科层次"的特点。结合《职业教育专业目录（2021年）》和《职业教育专业简介（2022年修订）》内容，按照中—高—本贯通的培养思路，专科发挥前接续重要作用，并且目前全国培养托育服务专业人才的主力军在高职院校，所培养的层次为专科层次。因此，专科层次的托育服务专业人才职前培养规格应从师德素质结构、综合知识结构、专业能力结构、综合素质能力结构四个方面予以设计（见表5-1）。

表5-1　托育服务专业人才职前培养规格

维度	项目内容	具体表现
师德素质结构	职业理想职业信念	1. 热爱托育服务事业，具有职业理想，践行社会主义核心价值体系 2. 爱国敬业，依法执教，严格遵守教育法律法规 3. 热爱尊重儿童，接纳差异，具备专业认同感和敬业精神 4. 敬佑生命，甘于奉献 5. 严格按照各项教育法规、政策开展儿童保教工作 6. 对儿童及其家长富有爱心、耐心和责任心，富有亲和力
综合知识结构	通专结合厚积薄发	1. 具有宽广的通识知识基础，即蒙学基础知识、自然科学和人文社会科学知识、艺术欣赏与表现知识、现代信息技术知识 2. 初步了解教育的基本规律和要求，了解基本的早期教育理论及发展动态 3. 掌握婴幼儿早期教养的基本理论、规律和要求 4. 持有科学的儿童观、发展观、教育观、教师观 5. 了解关于婴幼儿生存、发展和保护的有关法律法规及政策规定 6. 熟悉国家和地方婴幼儿早期教育的方针、政策和法规 7. 掌握婴幼儿身心发展特点及规律、营养喂养、卫生保健等知识 8. 掌握0~3岁婴幼儿游戏活动实施与改进 9. 掌握0~3岁婴幼儿教养和护理的基本理论和基本知识 10. 掌握0~3岁婴幼儿动作、语言、认知、情感与社会性的发展特点及教育要点 11. 掌握婴幼儿家庭教养指导的基本知识 12. 了解托育机构课程的开设知识

续表

维度	项目内容	具体表现
专业能力结构	一专多能技能熟练	1. 具有婴幼儿回应性照料、生活卫生习惯培养等能力 2. 具有支持性环境创设、游戏活动实施与改进、婴幼儿行为观察与记录等能力 3. 具有婴幼儿风险规避、生活过程看护、安全教育、伤害基本处理、应急救援等能力 4. 具有强健婴幼儿体质、健康观察与晨午晚检、常见病早期识别与预防、健康行为异常重点观察等能力 5. 具有同事合作、家长沟通、亲子活动指导、家园共育活动实施、科学育儿知识宣传等能力 6. 具有托育机构文化建设、教研组织、人事管理、财务管理、市场营销、后勤管理等能力 7. 具有对婴幼儿托育事业的强烈使命感和责任感，具有贯彻执行党和国家有关婴幼儿托育方针政策和法律法规的能力 8. 具有良好的表达能力、沟通合作能力、反思实践能力，具有综合运用知识分析与解决问题的能力 9. 具有良好的数字技能和适应智能化发展需求的现代教育技术应用能力
综合素质能力结构	品行优雅身心健康	1. 举止文明，乐观向上，情趣高雅 2. 具有良好的个性心理品质和自我调节能力 3. 具备良好的生活习惯和身体素质 4. 具有职业生涯规划能力和自我发展能力 5. 具有较强的表达能力、沟通能力 6. 具有社会参与意识和社会责任感 7. 具备讲、弹、唱、画、跳、手工制作等基本技能

第二节　0～3岁婴幼儿托育服务专业人才的培养模式

一、培养模式构建与培养方案研制

（一）人才培养模式相关研究动向

我国学者陈学飞对"模式"的解释是为了对某个对象进行深层次了解，而突出和强调这个现象中最本质、最核心的特征的一种概括和表述。人才培养模式是指在一定的现代教育理论、教育思想指导下，按照特定的培养目标和人才规格，以相对稳定的教学内容和课程体系、管理制度和评估方式，实施人才教育的过程的总和。人才培养模式由培养目标、培养理念、培养过程、培养制度、培养评价五个要素构成。[①] 高职

---

① 李永敏：《我国高职教育人才培养模式改革研究》，硕士学位论文，福建师范大学，2018。

教育因其培养人才的实用性特点决定着人才培养模式具有高度的实践性。以"人才培养模式"为关键词组在 CNKI 中国知网搜索，发现 2.84 万个主题与之相关；以"专业人才培养模式"为关键词组搜索，发现 4744 个主题；以"早期教育人才培养模式""托育人才培养模式""婴幼儿发展与健康管理人才培养模式""母婴照护人才培养模式""婴幼儿托育服务与管理人才培养模式"为关键词组进行搜索，发现相关托育服务专业人才培养模式主要依据职业能力、岗位需求从校企合作育人方面来构建。本科院校将托育服务专业人才的培养设置在学前教育专业的方向专业中进行，同属于"教育类"，高职院校设置早期教育、婴幼儿托育服务与管理、幼儿发展与健康管理专业培养托育服务专业人才。在对 62 篇文献进行比较研究后，发现我国关于托育服务专业人才培养模式的研究主要分为以下四个方面。

1. 基于不同理论及视角，对托育服务专业人才培养模式进行的研究

林阳慧（2018）运用企业中新型学徒制理念，在提出人才培养模式时给出了四点具体方法：双向选择结对模式、双向导师制教学模式、循序渐进式的学习模式（一日、一月、一年）、理实一体的考核模式。罗腊梅（2018）基于中外合作办学视角，对改革人才培养模式提出了相关建议：确定合理的培养目标、构建互补的教学模式与课程体系、建立有效融合的高素质教学团队、开展差异化与动态化的评估。冯晓艳、姜朝晖（2019）基于成果导向教育（OBE）理念对商丘学院的人才培养方案提出自己的修订建议：依据人才培养目标反向设计；基于成果导向理念构建专业课程体系；重视能力培养，改革实践教学。周志艳（2014）在借鉴美国"教师专业发展学校"（PDS）理念时，提出"全过程伙伴合作"人才培养模式时强调：注重全程系统设计、专业课程的有机整合、专业教育的全程标准示范及全面跟进学生教育。李斐（2012）在引入企业中"全面质量管理"（TQM）理论时，提出了企业管理现代化、科学化的一项重要内容，即确定质量方针与目标、制订质量保证与改进措施、建立专业自我评估机制，提出高职教育应该引入这个重要内容来多方面保证教育质量。王会明（2015）基于"专业标准"视角，提出了人才培养模式构建时应在校企合作的办学理念下，突出能力本位，构建"四个模块"课程的教学体系，实现"两证"融合培养应用型人才。李文霞（2016）基于 DIPE 模式，提出了培养学生创新实践能力从设计、实施、践行及评价这四个方面着手。李丽（2007）在学生能力形成的理念下，提出了需要构建四个模块：专业能力、专业认知能力、专业应用能力和专业发展能力。李永敏（2018）在我国高职教育人才培养模式改革背景下，提出"校企合作、工学结合"的人才培养模式是高职教育中具有代表意义的总的人才培养模式，认为这是一种学校和企业利用各自的优势和资源进行人才培养的合作模式。学校通过与企业的合作共同完成对学生的培养，在此过程中学生会在学校完成规定学期的教育，掌握必备的专业理论知识点，之后去企业顶岗实习进行实操知识的学习，在整个人才培养中，学校与企业合作的形式很多，如企业出资共建实训室、学生到企业顶岗实习等。

2. 对托育服务专业人才培养课程体系设置的研究

课程是实现学校教育育人功能和社会功能的途径。专业人才培养方案的重要设计取决于课程体系的设置。谢月(2021)基于"1＋X"证书制度建议把《幼儿照护职业技能等级标准》融入课程,认为高校要在深入市场调研、职业岗位能力分析、专家论证的基础上,根据人才培养目标和职业岗位能力要求,明确专业人才的素养、能力、知识结构,建构适应"1＋X"证书制度的课程体系。刘晓艳(2020)认为传统的早期教育专业课程体系以理论课程为主,理论课时与实践课时分配不合理,学生缺乏实践能力。课程内容与考证知识无关联,不能真正实现"课证融合"。因此,构建以"职业能力"为导向的0～3岁早期教育人才培养模式尤为重要。同时提出,早期教育专业不同于学前教育专业及师范院校的其他专业,除了开设必要的基本理论课程之外,更应侧重学生实践能力的培养,适当增加实践课时,以更好地满足早期教育机构工作的需要,力求做到将理论知识与实践能力相结合、职业能力与专业岗位相结合,真正实现毕业生与早教机构岗位的无缝对接。雷艳佳(2021)基于大健康发展理念"托幼一体化"背景,认为0～3岁是养护关键期,提出构建"医养教"同步的新型课程体系支撑托育服务专业人才培养。齐财华等(2022)对专业人才培养模式实践进行思考研究时,认为高等职业教育有别于普通高等教育,主要是紧密对接市场,培养高素质技术技能复合型应用人才,高质量的人才培养模式是新时代职业教育发展的必然要求,是提升人才培养质量的关键,对创建高水平学校和高水平专业群至关重要,提出应构建"核心素养＋专业知识＋专业技能"的人才培养体系。

3. 有关合作型专业人才培养模式的研究

郭亚杰等(2016)在对"校＋园"合作培养专业人才模式的研究中指出要共同设计培养方案、培养过程,共享培养成果。王玉娇(2018)通过探讨"校＋企"协同培养专业人才模式,提出要协同研发课程、深化实习与见习工作的内涵、注重教学团队建设及人力资源分配等。肖港(2018)对中澳合作办学模式的研究,里面提出了培养模式为"4＋0"及"2＋2"两种不同模式,培养目标是掌握先进的现代教育、儿童心理及社会服务理论知识与专业技能。也从三个方面指出了存在的问题:教学管理方法差异性、课程与教学安排缺乏协调性和师资队伍薄弱且不稳定性。郑玉萍等(2019)在职业岗位调研的基础上,按照高素质技术技能型专业人才的培养目标,围绕岗位职业能力要求,构建"工学交替、带薪顶岗、产学研用一体化协作培养"的"2＋0.5＋0.5"人才培养模式。工学交替指校内教学与校外真实职场环境的见习、实习交替进行。带薪顶岗指学生完成顶岗实习,经考核合格后,给予一定的薪金,实现带薪顶岗实习。产学研用一体化协作培养指教学、研究、生产服务、用人单位分工协作、各有侧重承担培养任务,共同完成人才培养。"2＋0.5＋0.5"是指2年在校学习,第五学期到早教机构、幼儿园及托育机构、妇幼保健机构等跟岗实习,同时完成一定课程学习,第六学期顶岗实习。

4. 有关人才培养目标指向性及培养特点的研究

董红梅(2018)以创新人才培养模式为研究对象，认为构建"双师型"教师队伍是基础、建设一体化的实训基地是保障。陶红(2012)以"职业性、师范性、适应性"来定位培养目标，李英姬(2014)以"职业性、师范性、技术性"定位。张晓玲(2017)以四大创新模式，即构建五大模块课程体系、班级"1＋N"实用性技能培养模式、学期"2＋2＋2"特色教学模式及以《幼儿园教师专业标准(试行)》为导向的多元化毕业生质量评价体系来进行人才培养模式研究。樊春燕(2019)提出嵌入式人才培养方案和过程性为主的考核方式、加强校内外实训基地建设来进行人才培养。张汝琳(2018)通过提出以应用型、创新性、文化素养型培养专业人才进行相关研究。梁业梅(2018)提出了"3＋1"订单式人才培养方案。但菲(2015)提出"三性合一"(理论性、实践性、艺术性)特点的人才培养模式。文瑚霞(2021)认为托育服务专业人才还应有保育员、育婴师、婴幼儿发展引导师等更多职业选择，校内理论教学是实现高职人才培养目标的重要途径。要找准专业定位，根据0～3岁婴幼儿的生理与心理特点、语言、动作和情感发展等特点开设相关的理论知识和专业技能课程，目前婴幼儿托育服务与管理专业的发展趋势之一就是医教保结合，因此建议在课程体系中加入婴幼儿医学基础、婴幼儿营养与膳食等相关理论课程，实行校企合作共同制定人才培养标准。

从文献研究中发现，国内目前已有的研究主要是从不同的角度对托育服务专业人才培养模式进行探讨，通过对部分高职院校的专业课程体系、培养模式进行现状分析，提出了相关的启示与策略，或是以合作的方式进行"校＋园""校＋企"等模式培养，或是基于不同的理论来构建人才培养模式。虽然对于托育服务专业人才培养模式的研究目前较少，但文献研究中的专业人才培养模式经验值得我们吸收借鉴。只有在已有人才培养模式研究的基础上，结合当下国家出台的托育服务政策，进行构建托育人才培养模式的研究，才能提高托育服务专业人才培养水平。

(二)托育服务专业人才培养模式构建应遵循的基本原则

1. 突出保育为先

托育服务专业人才面对的工作对象是0～3岁的婴幼儿及其家长，这个年龄阶段是早期教育的黄金期，也是大脑发育的黄金期，大脑发展最快，心理发展也最为迅速，因此0～3岁是婴幼儿受生物发展节律控制最强的时期，身心表现是整个人生阶段最稚嫩的时期，尤其需要托育服务人员和主要教养者的生活照料和情感呵护。《托育机构保育指导大纲(试行)》中也提出，应当遵循婴幼儿发展的年龄特点与个体差异，通过多种途径促进婴幼儿身体发育和心理发展。保育重点应当包括营养与喂养、睡眠、生活与卫生习惯、动作、语言、认知、情感与社会性等。由此，人才培养模式的构建可设计思考"保教兼备"，在兼具保育和教育两方面专业技能的同时，树立以婴幼儿为本的教育理念，强调保育为先的思想。

2. 强调双园互动

托育服务专业人才工作岗位在托育园，那么就需要加深其岗位理解，促进双园的有效互动，达到培养的目标和规格。"双园互动"即"校中园"和"园中校"的双向互动。"校中园"指在校内将学校附属托育园、职业文化体验园、婴幼儿照护职业园等资源有机整合为一体，为专业人才搭建职业岗位体验学习型平台。"园中校"让专业人才在不同的时期学习模块化实践课程，深入托育园进行理论学习的深化和思考。通过"校中园"和"园中校"的双向互动能让专业人才有机会体验托育服务专业人才的岗位，并尝试将其所学、所思、所感投入岗位工作中，提升对岗位职责的认识和理解，这是培养高素质技术技能托育服务专业人才的关键。

3. 保障理实一体

托育服务专业人才岗位需求较大，基于行业及家长需求调研显示，不仅希望托育服务专业人才具有一定的专业理论知识，也希望具备较强的实践保育能力。理实一体化的理念是指在人才培养过程中，理论线和实践线共同进行，在学习理论知识的同时体验托育服务专业人才工作岗位的实际情况，专业理论认知和专业实践能力同时培养训练。为实现理论与实践的相互融合，人才培养模式的构建应遵循理实一体的要求，理论课程与实践课程双管齐下，科学合理地促进专业人才理论知识与实践能力的同步提升，引导专业人才运用理论尝试指导实践，在实践中思考相关知识，巩固理论基础，促进专业素养的提升，帮助专业人才逐步成长为具备扎实理论基础的高素质技术技能人才。

（三）人才培养方案研制

1. 人才培养方案研制方法

专业人才培养方案是职业院校落实党和国家关于技术技能人才培养总体要求，组织开展教学活动、安排教学任务的规范性文件，是实施专业人才培养和开展质量评价的基本依据。《教育部关于职业院校专业人才培养方案制订与实施工作的指导意见》（教职成〔2019〕13 号文）中提出职业院校应积极对接国家教学标准，优化专业人才培养方案，创新人才培养模式，办学水平和培养质量不断提高。但同时也指出在实际工作中还一定程度存在着专业人才培养方案概念不够清晰、制订程序不够规范、内容更新不够及时、监督机制不够健全等问题。按照《职业教育专业简介（2022年修订）》的指导，人才培养方案的研制方法围绕以下六个方面进行。

（1）围绕人才需求确定培养目标

培养目标对教育教学活动提出具体要求，反映教育目的，指明"培养什么人的问题"。通过广泛深入调研利益相关群体，如卫健局、教育局、民政局、托育机构、家长、培养人才的高职院校、专业学习者，了解政府、托育机构和婴幼儿家长的用人需求，把握专业人才的就业期望，分析各利益相关方的人才需求，力争与市场行业需求保持一致，才能科学合理地确定人才培养目标。

（2）围绕培养目标明确岗位能力

人才培养的最终落脚点在毕业能就业，满足岗位需要。因此，在确定专业培养目标的基础上，对应人才所就业的岗位进行所需能力分析，考虑人才培养和岗位能力需求的一致性，可以保证培养方向的正确与精准，实现培养人才"零距离"上岗。

（3）围绕岗位能力设置教学内容

托育服务专业人才的培养目标定位是高素质技术技能人才，强调其知识能力在岗位中的应用。教学内容对应岗位能力而设置可以保证人才培养的准确性，在体现理实一体化设计原则方面，理论知识围绕岗位能力所需通识基础与专业基础设置，强调适用；实践内容突出就业岗位所需技能设置，强调应用。同时，结合育婴师、"1＋X"职业技能等级证书标准等将职业资格证书、等级证书要点融入教学内容，实现教学内容与职业证书标准的对接。

（4）围绕教学内容构建课程体系

课程体系是对教学内容的具体架构，采用职业教育基于"工作任务转化为学习任务"的教学理念，打破传统课程和学科的对应关系，体现以工作岗位为导向的职业教育课程体系改革的典型特征，通过分析托育机构托育服务专业人才岗位特点，确定其岗位典型工作任务，进行职业素养、知识、能力分析，设计课程体系，将工作任务转化为学习任务，从而实现从学科逻辑体系向技术逻辑体系的转变。

（5）围绕专业课程选择教学模式和方法

课程是专业建设的核心，每门课程由于课程内容的不同，在专业建设中所发挥作用的不同，从而采取的教学模式和方法也不一样。教学模式和方法应贴近岗位工作实际，把岗位工作过程与教学过程结合起来、工作任务与学习任务结合起来，突出专业人才在培养过程中的主体地位，强调"教、学、做"一体，根据不同的课程内容和目标选择教学模式和方法。

（6）围绕教学模式方法选取评价方式

专业课程教学是否达到预期目标，专业人才是否真正具备岗位工作的能力，可以通过反映专业人才实际能力水平的考核加以评价，反映人才在实际工作能力中的真实性评价。教学模式会影响评价方式的选取，不同的教学模式应采用不同的评价方式，如网络课堂的教学模式适用小组参与度、题目作答率和正确率、网络活跃度等多种考核评价，企业课堂的教学模式适用教师观察记录、实践效果、综合素养等考核评价。

以上人才培养方案的研制所围绕内容呈现一定的逻辑关系，在研制过程中应厘清各内容的内涵，分析各要素之间的关系，以保证人才培养方案研制的严谨。

2. 人才培养方案研制程序

（1）规划与设计

根据《教育部关于职业院校专业人才培养方案制订与实施工作的指导意见》要求，制订专业人才培养方案研制的工作方案。方案中需成立由行业专家、教科研人员、一线教师和学生代表等组成专业的建设委员会，共同研制专业人才培养方案。

（2）调研与分析

做好行业调研、专业人才毕业生跟踪调研和在校生学情调研，了解行业发展背景和行业人才需求，了解职业岗位任职要求，了解岗位资格标准。在行业调研基础上，对人才培养方向、就业岗位(群)进行分析论证，明确专业人才培养方向和面向的职业岗位(群)所需要的知识、能力、素质，确定专业人才培养目标、培养规格和毕业生质量标准。

（3）起草与论证

依据调研分析，在定位专业人才培养目标与培养规格的基础上，科学构建课程体系，安排教学计划，明确教学内容、教学方法、教学资源、实习实训保障等条件要求，形成人才培养方案初稿。组织由行业专家、教科研人员、一线教师和学生代表等参加的论证会，对专业人才培养方案进行科学性、可行性论证后，提出修改意见。

（4）修改与再论证

针对论证结果对专业人才培养方案进行修改和完善，由专业建设指导委员会等相关人员进行再次论证。

（5）审定与发布

在再次论证基础上进一步修订完善人才培养方案，经审定后通过实施。按学校相关规定程序发布执行，并报上级教育行政部门备案，同时可通过学校网站等向社会公开，并根据经济社会发展和行业发展需求、人才需求的变化和教育教学改革的实际，不断优化调整方案。

专业人才培养方案是专业人才培养的根基和施工图，既要保证科学严谨不能随意调整，又要结合社会发展需求及时优化调整。按照《教育部关于职业院校专业人才培养方案制订与实施工作的指导意见》要求，专业人才培养方案应当体现专业教学标准规定的各要素和人才培养的主要环节要求，具体包括专业名称及代码、入学要求、修业年限、职业面向、培养目标与培养规格、课程设置、学时安排、教学进程总体安排、实施保障、毕业要求等内容，并附教学进程安排表等。专业人才培养学校可以根据当地经济社会发展和行业需求、学校特色和专业实际制订专业人才培养方案。

二、课程设置原则与课程内容筛选

托育服务专业人才培养的宗旨是为解决供需矛盾，其显著特点为职业性、实践性、技能性。课程设置是人才培养目标在教学计划中的具体体现，应以职业岗位需求与专业人才能力发展作为课程设置的基础，遵循以下原则进行设置。

（一）以人为本原则

教育的最终目的是为人才的发展服务，课程设置应把发展人才作为出发点，以人才发展为根本，适应专业人才身心发展需要而设置。因此，在顺应社会发展行业需求的基础上，还要考虑专业人才自身的发展，保障专业能力发展的同时，兼顾专业人才需要，重视创新能力和个性能力的培养。在保证人文科学知识和专业基础知识的前提下，适宜专业人才个性发展需要，设置各类兴趣拓展课程，实现课程设置的多样性和个性化，尤其在当前社会发展背景下，结合高职高专院校分类招生情况，应按照以人为本原则，考虑专业人才个性需求，将职业能力培养和个性发展进行统一，促进专业人才和谐发展。

（二）能力本位原则

专业人才能否满足职业岗位需要成为评价判断专业人才培养质量的指标，这意味着人才的培养需要与一定的实践活动相联系，在具体实践中去考察专业人才的能力，从而表现出专业人才顺利完成目标或任务的综合素质。课程设置应始终围绕培养专业人才岗位能力这个核心，把知识传授和能力培养结合起来，把显性课程与隐性课程结合起来，突出实践活动导向，注重专业人才岗位能力的培养。因此，课程设置应以满足托育机构专业人才岗位能力需求为目标，整合行业、院校专业力量，分析岗位工作过程及环节所对应的岗位能力，将岗位能力与课程培养能力相对应，设置适宜的课程体系，满足托育机构职业适用性的要求。

（三）实践发展原则

实践发展原则提倡以实践活动为导向设置课程，专业人才的能力是在实践活动中得到锻炼和发展的。《教育部关于职业院校专业人才培养方案制订与实施工作的指导意见》专门提出："专业（技能）课程设置要与培养目标相适应，课程内容要紧密联系生产劳动实际和社会实践，突出应用性和实践性，注重学生职业能力和职业精神的培养。"要求加强实践性教学，实践性教学学时原则上占总学时数50％以上。改变以往重理论、轻实践，理论在先、实践在后，理论是重点、实践是附属的传统学科型教学模式的束缚，积极推行认知实习、跟岗实习、顶岗实习等多种实习方式和实践活动。以工作过程为模块单元，以职业活动为逻辑线索设置课程，强调专业人才从实践体验的形式中掌握岗位能力。

（四）"岗课赛证"融通原则

2021年4月，全国职业教育大会提出，要推动"岗课赛证"融通，提高教育质量。同年10月，中共中央办公厅、国务院办公厅在《关于推动现代职业教育高质量发展的意见》中又指出，要完善"岗课赛证"综合育人机制。这个新理念要求高等职业教育的课程对应工作岗位和职业技能证书，体现了高职教育的社会适应性；课程对应的专业理论知识、教学实训和技能大赛，体现了高职教育的社会实践性。"岗"是工作岗位，是课程学习的标准和方向，课程设置内容要瞄准岗位需求，对接职业标准和工作过程，吸收行业发展的新知识、新技术、新工艺、新方法。"课"是课程体系，是融通的核心与载体，也是教学改革的核心和基础，要推动"课堂革命"，适应生源多样化特点，完善以学习者为中心的专业和课程教学评价体系。"赛"是职业技能大赛，是课程教学的高端示范和标杆，要通过建立健全国家、省、校三级师生比赛机制，提升课程教学水平。"证"是职业技能等级证书，是课程学习的评价和行业检验，要通过开发、融通多类职业技能鉴定证书、资格证书和等级证书，将职业活动和个人职业生涯发展所需要的综合能力融入证书，拓展学生就业创业本领。"岗课赛证"融通是我国职业教育在总结传统工学结合教育教学经验基础上，经过积极探索实践形成的更加灵活有效的育人模式，具有技能体系层次化、教学情境多样化、学习评价多元化的特色优势。[①] 基于职业能力成长重构"岗课赛证"融通课程体系，对类型特色下的职业教育教学改革具有重要的价值。依据"岗课赛证"融通的内容及要求，主动打破传统的课程体系，进行托育服务专业人才培养课程设置的系统改革，解决有限学时与岗位要求的矛盾，在有限的职前学习时间内设置好够用急需的课程，发挥课程的综合效应，按照要求课程设置应践行："课程内容对接职业标准，教学过程对接工作过程，毕业证书对接职业资格证书，保证职业教育持续性并与终身学习衔接。"[②]通过"岗课赛证"融通从根本上解决长期存在的"学习难以致用""理论和实践脱节""传统教学无法满足社会需求"等问题，推动专业教学从学科本位向能力本位转变，将职业技能等级标准有关内容及要求有机融入专业课程教学，教学过程与工作过程对接，课程评价方式与职业技能鉴定方式融通，学历教育管理与职业资格管理融通，培养出应用型、复合型、创新型的高素质技术技能人才。

（五）彰显特色原则

托育服务专业人才的培养应从自身职业性和实践性的特点出发，紧跟社会发展和行业需求，结合本院校的区域定位、办校特色，灵活多样设置课程，体现地域性差异，主动适应地方经济发展。课程设置始终贯穿专业能力应用和实践技能培养，对应市场面向就业：一是设置对应专业领域和职业岗位任职要求的课程；二是实现院校和托育机构联动开发特色课程；三是对应专业人才个性需要设置课程，以适应专业发展和人才培养需要。

高职高专托育服务专业人才的课程内容可根据国家要求与院校实际、人才发展现状确定。从课程体系上可包括公共基础课程、专业基础课程、专业核心课程、专题实践课程、选修拓展课程、校本素质课程等类别。从专业课程类别来看，课程内容的筛选可以按照以下程序思考。首先，在分析托育服务专业人才工作活动过程的基础上确定其典型工作任务，由工作任务中归纳出托育服务专业人才所需要的职业行动能力，将职业行动领域向学习领域转换，筛选出形成职业行动能力所必需的专业知识与技术方法，最终作为专业人才必须掌握的专业课程内容。其次，经过对专

① 马玉霞、王大帅、冯湘：《基于"岗课赛证"融通的高职课程体系建设探究》，载《教育与职业》，2021(23)。

② 赵建：《新常态下高职人才培养创新模式研究》，载《高等职业教育探索》，2017(4)。

业课程内容的分类、组合、遴选，避免课程相互之间出现重复而导致内容混乱不清晰，依据各专业课程核心经验制订课程标准，规定各专业课程的学科知识、技术方法内容，充分利用实践活动帮助专业人才将知识技术上升为职业行动能力。最后，通过专业选修拓展课程，发展个人特长与兴趣，提升职业能力。在专业知识方面，课程内容应能让专业人才科学合理组织保教活动、管理、沟通等各项工作，同时也要能充分考虑专业人才的再学习提升方面的后续学历的理论衔接。因此，在获取专业知识的课程学习中，重要的是能成为专业人才能力发展的基础，成为其深入学习、反思学习、自我成长的有力支撑。

在技术方法方面，托育服务专业人才顺利完成岗位工作任务需要多样性的技能方法。课程内容的筛选应从课程目标出发，对应岗位实际需要，着力专业人才的能力发展，如结合婴幼儿发展需要创造丰富的活动环境。如此，既能在课程内容中体现婴幼儿发展特点的知识，也可以在课程内容中体现对专业人才支持性环境创设能力的培养。在专题实践方面，遵循"做中学"的教育理念，专业实践课程内容以各阶段学习领域为指导，以学习领域对应的工作典型任务为课程内容进行实践，如一年级上学期形成对托育机构的整体印象和感受，可设置到托育机构参访体验一周的课程实践内容。培养专业人才保育能力，主要通过在托育机构一日生活各环节的工作任务中体现，由入托、盥洗、进餐、如厕等工作环节就形成了专题实践活动的保育实习内容。

三、培养机制创新与校企协同育人

随着经济新形势发展，高职院校传统的人才培养已经不能满足社会和行业发展需要，必须创新人才培养机制。《国家中长期教育改革和发展规划纲要（2010—2020年）》制定了我国教育的十大改革试点工程，办学机制改革是其中之一："以推进政府统筹、校企合作、集团化办学为重点，探索部门、行业、企业参与办学的机制。"教育部提出深化教育教学改革，鼓励校企合作协同育人，提高应用型人才培养，校企协同育人是创新人才培养机制构建的根本途径。

（一）建立有效的校企协同共育专业人才培养机制

校企协同育人是指培养院校和企业（行业）共同参与人才培养过程，有针对性地为企业（行业）培养人才，注重人才的实用性与实效性。在协同育人的过程中，校企双方在人才教育、资源优势互补、科学研究及实践活动等方面互动产生良性效应。因此，校企协同育人是服务社会经济和行业发展、促进专业人才培养的重要选择。在人才市场和行业引导作用的前提下，可利用各托育机构、行业与高职院校间交流合作的资源，以校企联合实习实训基地等形式，将实训场所建在学校、将学校课堂设在托育机构，实现实训环节与职业岗位零距离对接，为托育机构输出专业人才。根据校企双方产学研合作，强化共育专业人才机制，充分利用高职院校的科研服务和人才优势资源，为托育机构、行业的在职人才进行再培训，提升其专业能力，构建互利互惠的人才培养机制。

(二)校企协同育人——订单式人才培养

订单式人才培养是根据托育机构具体人才需求，培养院校与托育机构签订协同育人协议，院校与托育机构共同参与培养人才的过程(见图5-1)。它的优势在于在校培养即为托育机构输送适宜人才，体现为适应需要、定向培养。专业人才在校学习期间，经专业负责人作订单式人才培养的介绍后，尊重专业人才个人意见签订订单式培养承诺书。

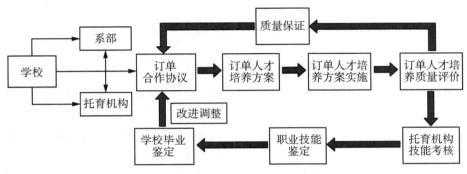

图5-1 订单式校企协同育人机制

通过产教深度融合思路，促进校企协同育人整合优质资源，形成紧密合作链，使实践教学模式与托育机构需求相匹配，落实托育服务专业人才培养从理论层面到实际需要的实质性转变，为社会发展行业需要提供人才支撑。订单式人才培养能有效结合专业理论知识与托育机构实践经验，高职院校专业教师具有完整的理论体系，托育机构服务人员具备实际经验，把真实的经历与体验运用到教学中，可以补充专业理论知识教学，在校学生可通过资源共享，快速有效地获取行业知识，拓宽学生的知识经验，有利于其学习的吸收、理解和消化，从而培养高质量的专业人才。订单式人才培养过程中，托育机构借助高职院校教学、师资、专家、科研资源，进一步对托育机构服务人员进行在职培训，节约托育机构人力资源培训成本。高职院校则通过托育机构提供的职业场景或工作情境，解决因校内教学场地、实训设备不足带来的弊端，为在校专业学生提供实训实练的机会，强化知识的运用与技能的练习。并且，经订单式人才培养的在校学生毕业后可直接进入托育机构实习上岗，在一定程度上解决托育机构服务人员不足用人难的问题，也缓解了高职院校学生就业困境。经订单式人才培养的专业学生，在整个学习过程中按照人才培养方案完成培养计划，积极参加托育机构活动项目的设计并实践，加强理论联系实践，不断积累实践经验，使在校学习的理论知识具有实践意义。在订单式人才培养过程中，院校、托育机构和专业人才同心同向、目标一致，实现三方共赢，能够在用人单位、专业学生、培养院校三个利益相关方之间架接桥梁，实现"零障碍""需求对应""零过渡"。

(三)校企协同育人——现代学徒制专业人才培养

《教育部关于开展现代学徒制试点工作的意见》(教职成〔2014〕9 号)中提出了现代学徒制，目的在于深化产教融合、校企合作，进一步完善校企合作育人机制。在托育服务专业人才培养中，现代学徒制可理解为通过培养院校、托育机构深度合作，高职院校教师、托育机构服务人员联合育人，对在校学生加以师德素养、知识理解、技能培养的现代人才培养模式。现代学徒制注重技能的传授，由校企共同主导人才培养，设立专业规范的课程标准、实践项目、考核方案、评价模式等，体现校企合作的深度融合。现代学徒制体现了学生双身份，即在校学生既是托育机构在职人员，又是学校在校学生；体现了教学双主体，即学校和托育机构遵循人才培养共同体理念，共同成为教学的主体；体现了双师资培育，即托育机构管理人员、骨干教师和学校专业教师共同培养学生；体现了教学过程双控制，即按照"双园互动"的人才培养模式组织教学，并由校企双方共同监控教学过程，保证教学质量；体现了校企互利共赢，学校和托育机构在学徒制教育中相互服务，共同获利。就具体操作而言，各高职院校可根据实际情况开展，如遵照实施方案，学生与托育机构服务人员建立一对一或一对二的"师徒关系"，"师傅"将通过日常交流、活动展示、家长沟通等工作过程及环节向学生潜移默化地进行职业素养、专业能力的熏陶和培养。托育机构利用周末或每周具体实践教育活动时间，学生采用跟岗学习模式，在托育机构建立培训现场，由托育机构服务人员作"师傅"，面向在校学生即"徒弟"进行现场活动展示、培训和交流，解决岗位陌生感问题。

(四)创立深度合作的校企协同共育人才培养模式

培养人才的高职院校根据党和国家对新时代人才培养的要求、不断变化的社会需求、托育服务自身发展的需求及专业人才成长需求，创立深度合作的校企协同共育人才培养模式，努力提升专业人才培养质量。首先，院校在多年托育服务专业人才培养过程中，遵循人才培养模式构建原则，创立"保教兼备、素能并进、校企共育"的人才培养模式，保教兼备即培养专业人才具备保育和教育两大专业能力，素能并进即促进专业人才素养和能力"双核"发展，校企共育即校企双方通过目标对接、课程对接、资源对接、师资对接、服务对接共同培养高素质技术技能托育服务专业人才。在校企共育深度合作过程中，强化教育教学研究与实践探索，围绕课程体系改革和课程组建设、专业教学资源建设、岗位核心能力体系建设、实践课程体系建设进行深入研究和探索。其次，高度重视校企共同打造实践教学，完善专业建设指导委员会的运行机制，托育机构管理人员和一线服务人员受聘加入专业建设指导委员会，针对育人过程的核心问题，如人才培养方案修订、课程标准修订、实践课程体系修订、毕业设计审定等环节为人才培养汇集智慧力量，聘请托育机构服务人员为在校学生开设实践课程和技能项目培训，积聚岗位实践经验。培养院校和托育机构共建集学生实习实训、创业就业为一体的创新实践基地。利用基地平台，孵化教育教学创新成果，拓展学生就业渠道，提高就业层次。通过深度合作，大大提升学生工作实践能力，有效推动学生就业。同时，深度合作推行"双导师制"实践教学模式，为在校学生配备一位学业导师（校内）、一位职业导师（托育机构）。引进托育行业资源，院校和托育机构指导教师共同指导实践研究、毕业设计、教育活动等，实现教学和行业需求的双向互补。

四、师资队伍建设与教学资源建设

作为培养专业人才的高职院校，师资队伍建设在整个育人体系中担负着"引路人"和"领跑人"的角色。一方面，社会发展对高质量人才的需求大幅度提升，要求培养专业人才的高职院校需要不断提升"双师型"师资队伍建设，以适应校企协同育人的需要，推动校企合作深入发展，为社会培养高素质技术技能托育服务专业人才。另一方面，高职院校师资队伍的建设将提升教育体制机制、自主体系和教育改革发展的综合效益，通过建设一支结构合理、师德高尚、业务精湛、作风过硬、具有创新精神和发展意识的优秀师资队伍，能够发挥师资引领辐射的效应，对托育服务专业人才培养产生质量效应。随着我国产业发展转型的不断升级，依据《关于全面深化新时代教师队伍建设改革的意见》（中发〔2018〕4号）、《教育部关于加强高职高专教育人才培养工作的意见》（教高〔2000〕2号）的文件精神，以"四有"好老师为标准，对高职院校培养的高素质技术技能人才提出了新要求。托育服务专业人才因其工作对象、工作性质的特殊性，既是照护者，也是"师者"。面临"师者"这一角色，被赋予重要的功能和要求。作为培养托育服务专业人才的高职院校教师，其对专业人才的影响作用更为重大，因此将侧重以下方面对高职院校教师提要求。一是具备良好的职业道德素养。这是最基本、最重要的职业准则和规范，因其培养人才今后面临职业对象的特殊性，0~3岁的婴幼儿正是处于身体、智力、情感、社会性发展关键时期，决定托育服务专业人才是一个较为复杂、对其素质要求很高的职业。高职院校教师职业道德素养的高低，直接影响学生目前和将来的行为。同时，教师的职业道德行为、道德思想对学生的学习、成长也有着深远的影响。二是具备扎实的专业理论基础知识。高职院校作为培养高素质技术技能人才的主要阵地，专业设置课程体系和课程内容应根据托育机构岗位的需求变化不断调整、充实与更新。高职教师具备扎实的专业理论基础知识，不但能快速适应专业教学需求，而且能够为教授专业人才所需要的专业技能作铺垫，打下坚实的专业学习基础。三是具备课程开发能力。高职院校教师不能禁锢于原有的课程模式之中，更不能一本教材、一本备课本管终身。在当前行业快速发展的今天，应持续深入行业、托育机构等开展实地调研，了解需要，结合行业需求开发课程，制订课程标准，做到课程教学与社会需求与时俱进。四是具备实践操作能力。职业教育的目的是让受教育者获得某种职业或生产劳动所需的职业知识、技能和教育。高职院校教师不但要做理论上的讲授者，更要帮助学生将所学知识应用到工作岗位上，实现学生身份与岗位托育机构服务人员的角色转换。因而，高职院校教师必须积极参与行业实践，从行业的教育实践活动中获取"直接"经验，应用于课堂教学，实现既能学校课堂理论教学，也能企业课堂实操演练。五是具备创业就业指导能力。高职院校教师在专业人才培养过程中，应将培养人才就业创业与人才培养质量紧密挂钩，人才出口决定人才质量培养的效果。在传授知识和实践技能的同时，还应指导学生进行职业规划、就业创业，帮助学生走出校门能找到适宜的工作，缓解供需矛盾，解决就业难问题。

面对托育服务专业人才的培养，高职院校师资队伍如何建？必须针对高职师资要求和行业需求，以人才强校为核心，引培并举，育引结合，建设一支以专兼结合的专业带头人、骨干教师、教学创新团队为重点，以教师思政素质提升、双师能力提高、国际视野拓展为着力点，校企共建的高职院校双师队伍。

（一）实施铸魂工程，培育教师良好职业道德素养

落实新时代教师队伍建设要求，以德为先，按照"四有"好老师标准，完善师德监督惩处机制，推行师德考核负面清单制度，严格执行师德考核一票否决，将师德作为教师学习培训、年度考核、绩效评价、职称职务评聘、表彰奖励的重要内容。以打造良师工程为目标，以院校丰富多彩的校园文化为抓手，在新进编教师三年规范培养工程中，严格实行老带新传帮带制度，将立德树人贯彻到全员、全过程、全方位教育教学之中。

（二）实施引育工程，培育高端行业人才

实施高端引聘，建立行业高技能人才"聘任"机制，以项目合作、专家工作室等形式，聘请行业名师，在专业建设、科学研究、专业赛事、社会服务方面提供助力。设专项资金，探索项目制、年薪制等薪酬模式。根据"青年教师→骨干教师→专业带头人→教学名师"的教师成长特点，按照年龄结构、学历结构、职称结构、专业学科结构，系统规划教师专业成长计划，设立"教研室主任""专业带头人"等岗位，通过目标管理、重点培养、严格考核、梯队发展，着力培养有较强教学能力的骨干教师、有较高学术水平的专业带头人。

（三）实施规培工程，培育国际视野双师队伍

健全"院校＋托育机构"教师规培制度，院校与托育机构对青年教师进行分类指导，帮助青年教师尽快提升教学科研和实践操作能力。院校与托育机构本着"优势互补、合作双赢"的宗旨，共同签订协议，根据教师的特长和每个学期的课程设置，鼓励和安排专任教师进托育机构锻炼。教师带着教学中遇到的问题或科研项目进入托育机构，围绕解决问题和项目需求，确定实践的重点内容，提高实践学习的针对性和实效性。教师进入托育机构，可以了解工作流程、发展趋势；熟悉用人标准、管理制度；掌握在实际教育活动中运用的新技术和新方法。支持、鼓励专业优秀中青年骨干教师和专业带头人到国内外一流大学深造、参加学术交流；引导、鼓励骨干教师申报青年教师国内访问学者等项目，以此拓展教师专业视野，助推专业成长。

（四）实施锻造工程，打造结构化教学创新团队

建立教育教学和科研协同创新机制，实施教师教学创新团队协同推进计划。根据专业知识技能需求，重构课程体系，建设模块化课程，根据课程教学内容和教学方法改革的要求，跨专业整合师资，组建专业技能知识互补、相互协作沟通的结构化教师教学创新团队。以团队培育人才，在团队引领辐射下，达到人才聚集共同成长的目的。从行业和实习基地中聘请实践经验丰富的一线教师，高职院校遴选师德素养高、专业知识扎实的教师建立"双兼"教师库，优化专业师资队伍职称、学历、双师素质结构，要求行业兼职教师承担或参与课程建设、实训基地建设、实训教学工作。在整个过程中，院校专业教师和行业兼职教师一起研究和教学。院校专业教师走进托育机构工作岗位，承担管理、教学等工作任务，在实践中内化知识，提升能力。通过全面的培养，使"双兼"教师库教师成为兼备丰富理论知识和专业技术实践能力的"双师型"教师。

教学资源与师资队伍可看作专业人才培养中必不可少的两大资源，师资队伍作为人才培育的智力支撑，教学资源作为人才培育的条件支持。这里的"教学资源"是狭义的理解，即为教学的有效开展提供的素材等各种可被利用的条件，通常包括教材、案例、影视、图片、课件等。在当今网络大数据迅速兴起和快速发展大背景下，高职院校实际教学过程中教师教学方法从传统黑板教学方式开始过渡，历经多媒体课件教学模式，最终演变至线上线下混合式教学模式，而一切为教学提供的教学资源信息的存储、运用及共享成为教师实施课堂教学的重要信息化教学手段之一。从学生需求角度看，建立以学生需求为导向、能相互参与知识点互动、系统界面美观简便、资源分类全、专业导向强的教学资源库来提高学生课内课外学习质量。从教师教学角度看，如何快速和准确找到与知识点相匹配的教学素材，则需要建立专业的教学资源库以提高备课授课及课程总结的实际教育教学质量。从行业背景角度看，建立政校行企四维协同统一建设标准、保障机制统一制约、信息资源符合当下、系统操作简单易懂、教学逻辑效果明显、理实一体和工学结合的专业性高等职业教育专业教学资源库对高职院校专业建设中的人才培养、产教融合及专业群建设有着积极推动的意义，同时也对政校行企之间的共建、共享提供重要载体。

专业教学资源库建设方法步骤可以先从资源的构建思路开始，按照托育服务专业人才培养模式，立足专业发展实际，紧紧围绕社会需求和行业标准，培养高素质技术技能人才，教学资源建设根据资源使用对象来进行总体思路规划。教学资源作用于教师实际教学过程中，作用于学生课外自主学习过程中，同时也作用于行业一线教师对专业教学研讨过程中。因此，教学资源库建设首先考虑针对使用对象在资源数量、质量、格式三个方面进行总体分类，准确分类后再考虑选择什么样的网络载体来实现教学资源库使用功能建设。就目前来看，载体方式多为开发网站、App软件、微程序、附属当今潮流聊天工具程序等方式进行建设，按照专业建设培养人才的效能性看，选择网站Web框架服务架构开发方式进行建设共享资源门户式资源平台，最后根据资源使用者进行后台资源数据导入与导出技术设计。其中后台要做到分配用户权限进行高级检索、资源下载、资源分类上传、资源分课程类别共享、用户会话评论等功能设计，前台要做到系统资源功能齐全、美观大气、操作简便、互动性强、分类准确等功能设计，从而实现所有资源互通共用。

具体建设规划可按如下五个步骤进行。第一，按照资源库建设思路，建立专业教学资源库建设标准汇编和保障制度手册及建设资源库经费预算，根据建设标准汇编要求创建一支技术性和专业性相结合的教学资源库建设团队，校企合作共建一支技术能力、专业知识、维护管理相结合的建设团队，保障数据代码撰写优、界面优化设计强、资源专业分类准等资源库的精准建设。第二，通过资源库经费预算，团队专业教师按照专业各课程进行资源类别的准确分类，技术开发人员根据专业教师提供的公共基础类、校本素质类、专业基础类、专业核心类、专业方向类、素质拓展类等课程分类结果进行后台代码设计和数据导入，同时结合资源库建设思路，将高级检索、用户互动评论功能写入其中，搭建后台基础框架和数据库。第三，后台基础框架搭建成型后，依靠 Web 框架服务架构开发索引服务子系统、学习对象资源库子系统、身份认证服务子系统三个子系统，建立单一管理员用户管理子系统，将所有资源导入至数据库中，所有数据专人专管，技术开发人员赋予管理员最高权限，将数据实时导入与导出权限、用户评论管理与删除权限分配给管理员。第四，搭建系统前台，规定教学内容资源为一级栏目，按照各教学内容资源及课程名称进行二级栏目分类，按照课程资源的文件格式三级栏目分类（如一级栏目教学类、二级栏目婴幼儿行为观察指导课程、三级栏目视频类资源），同时一级栏目中增加用户互动评价栏目和美化前台系统界面。要实现资源库前台一级栏目建设类目全、二级栏目建设容量大，以"系统＋课件"为架构，前台多账号密码实现"批量"资源上传、下载、查看、修改、叙述等资源信息共享，并提供资源图片滚动栏、时间、版权信息、联系方式、在线人数、资源下载量、资源下载评论、相关法律法规说明等前台版面信息。第五，资源库接入网络，将建立好的资源库和数据库写入学校专用网址，通过分配 IP 接入网络，实现多用户对资源数据实时下载、上传、评论等资源共享。在接入网络过程中根据国家对网监的相关法律法规，依照网站建设相关安全规则构建安全物理网络，配备防火墙，安装入侵检测、网络防病毒软件、身份认证等防护安全软件系统加强日志检测分析，确保网络平台介质使用安全，规范网络资源库的安全管理。教学资源库的建设会促进专业教育教学改革，丰富的教育教学资源能提高教和学的效率，从而促进专业信息化教学水平，最终提升人才培养质量。

五、实践课程体系与实训基地建设

专业实践课程是专业课程体系的重要组成部分，是体现职业能力为重、校企合作共育人才培养模式的重要环节。它是指在教师指导下，基于专业人才学习经验，由专业人才密切联系其工作岗位实际，体现对所学知识综合应用的学习实践活动。专业实践课程强调实践性、自主性的学习方式，如观察、操作、研习、技能实践等，专业人才将通过操作实践的方式来获取经验。因此，实践课程更强调专业人才对实践活动的亲身经历和体验感受，具有以下五个方面的特点。①实践课程具有典型的实践性特点。实践课程以托育机构活动实践为主要形式，以实践学习为主要特征。通过设计一系列专业人才亲身经历的实践课程体系，在体验观察、生活保育、游戏观摩、跟岗实习等一系列活动中发现和解决问题，积累丰富工作岗位经验，将理论运用于实践的指导中，发展实践能力和创新能力。②实践课程具有开放性特点。实践课程突破学科知识体系和单一课堂教学的限制，面向专业人才的实际工作场景，在极具开放性的实践内容中提倡个性化的实践过程，关注专业人才在其中获得的体验和表现。因此，学习活动方式与活动过程、活动评价均具有开放性。③实践课程具有自主性的特点。专业人才在实践过程中，要不断与实践互动，解决实践出现的问题，以实践课程为载体的实践操作充分体现自主性。④实践课程具有生成性的特点。专业人才随着一系列实践课程的不断进行，他们的理解在不断深入，感受在不断深化，将会在预设的实践活动中生发新的活动和内容，持续丰富实践课程。⑤实践课程具有综合性的特点。在实践活动中，专业人才会与托育机构服务人员、儿童、家长等群体产生互动与交集，他们既是通过活动与众人建立关系，也是在实践活动中调用自己所有的知识能力保障实践课程的运行，继而促进自身发展。

对专业人才实施实践课程的目的是保证零距离就业上岗，因此实践课程的设计和管理至关重要。一是可设计将系列实践课程与实践专题交流相结合（见表5-2）。在专业人才走上实践岗位之前，发挥双导师指导作用。邀请托育机构管理人员和服务人员到校针对实践专题进行实践前的交流讨论，校内专业导师帮助专业人才理解此次专题实践意义和实践内容，行业实践导师帮助专业人才认识实践内涵，树立专业自信。

表 5-2　实践专题交流一览表

项目	时间	形式	教师
儿童观之我见	第一学期	讲座沙龙	校内专业导师、行业实践导师
托育机构的一天	第一学期	讲座沙龙	行业实践导师
职业自我修养漫谈	第二学期	论坛	校内专业导师、行业实践导师
保教结合的内涵理解	第二学期	讲座沙龙	校内专业导师、行业实践导师
游戏你我他	第三学期	访谈、沙龙	校内专业导师、行业实践导师
活动设计的精妙之处	第四学期	讲座沙龙	校内专业导师、行业实践导师
我眼中的托育机构教师	第五学期	论坛	校内专业导师、行业实践导师
如何听，孩子才会说 如何说，孩子才会听	第五学期	沙龙	校内专业导师、行业实践导师
家长沟通技巧	第五学期	沙龙	行业实践导师

二是系列实践课程设计应遵循一致性、实效性原则（见表 5-3）。实践课程与课程体系的专业基础课程、专业核心课程保持一致，强调理论与实践结合，采用"闭环管理＋专业人才实行集中和分散合作"的形式完成学习实践。

表 5-3　职前实践课程一览表

实践项目	实践时间	学分	相关专业课程	实践课程目标
认识托育机构	第一学期	1 学分	托育服务政策法规与职业伦理、托育机构组织管理导论	1. 感知职业，初步认识托育机构，增进职业认同感，增强专业学习兴趣 2. 初步了解托育机构教师专业素质和能力 3. 了解托育机构教育内容和任务
一日生活保育实习	第二学期	1 学分	婴幼儿生理基础、婴幼儿心理发展、婴幼儿卫生与保健、	1. 了解托育机构一日生活作息制度和管理制度 2. 了解活动卫生要求和卫生保健工作的内容及实施情况
婴幼儿游戏观摩体验	第三学期	2 学分	婴幼儿游戏活动实施、婴幼儿学习与发展	1. 了解早期教育遵循原则，树立正确的儿童观和教育观 2. 了解托育机构婴幼儿游戏的组织与实施情况 3. 初步体验并组织婴幼儿游戏
婴幼儿教养活动观摩体验	第四学期	2 学分	婴幼儿回应性照料、婴幼儿活动设计与指导、婴幼儿亲子活动设计与指导、婴幼儿家庭教养指导与咨询	1. 了解托育机构课程内容 2. 了解婴幼儿教养活动组织形式和指导方法 3. 初步学会设计并组织婴幼儿教养活动 4. 提升与婴幼儿和家长沟通的能力
托育机构跟岗实践	第五学期	2 学分	婴幼儿回应性照料、婴幼儿游戏活动实施、婴幼儿行为观察与记录、婴幼儿家园共育、托育机构管理实务、婴幼儿家庭教养指导与咨询	1. 全面了解托育机构性质和工作任务 2. 发展支持性环境创设、游戏活动实施与改进、婴幼儿行为观察与记录等能力 3. 初步参与托育机构教育组织工作
托育机构顶岗实践	第六学期	16 学分	婴幼儿回应性照料、婴幼儿游戏活动实施、婴幼儿行为观察与记录、婴幼儿伤害预防与处理、婴幼儿常见病识别与预防、婴幼儿家园共育、托育机构管理实务、婴幼儿家庭教养指导与咨询	1. 提升岗位职业能力和专业能力 2. 能有效与婴幼儿及家长、同事沟通 3. 提升亲子活动指导、家园共育活动实施、科学育儿知识宣传等能力 4. 提升表达能力、反思实践能力、综合运用知识分析与解决问题的能力

实践课程教学是专业学生理解教育实际、亲历教育实践、掌握教育实践技能、生成教育理解的过程，对托育服务人才专业化培养具有重要意义。[①] 而提供专业人才教育实践的实训基地因实践能力的重要性，其建设在人才培养过程中尤为重要。根据当前经济社会发展对高素质技术技能人才的需求和高等职业教育内涵发展需要，婴幼儿托育服务与管理专业实训基地建设目标应面向校内外实训基地，突出"开放"功能，着力培养专业核心能力，实现优质资源共享、管理水平高、运行高效、育人成效明显、产学研用一体的实训功能，建成集教育教学、师资培训、课程研发、技术服务、成果转化、职业资格技能鉴定等功能为一体的实训基地，全面提升实训教学水平和社会服务能力。[②]

(一)政校行企协同创新，优化基地运营管理

协同政、校、研、企、行业联动，以"四共"（共建、共育、共管、共享）为原则，采用"一引，二创，三利用"的实训基地双创孵化基地模式，积极构建以学校为主体，政府、行业、企业参与的实训基地开放共享机制，实现实训基地可持续发展。

共建——提高校托"软硬实力"。按照"自愿参与、协同发展"的原则，以校托合作机制积极开展基地活动，共建实训基地。

共育——提高学生专业能力。按照人才培养方案与规划，以分阶段、分层次、分内容的方式，园校共育人才，为学生顺利就业上岗铺垫基础。

共管——保障育人环节顺畅。实施校所共同管理制度，将人才培育作为校托共管工作的结合点和落脚点，强化托育机构监督验收作用，收集托育机构关于人才培育的问题建议，园校共商措施，有效解决。

共享——有效达到校—托双赢。立足园校价值功能的发挥，聚焦人才培育，突出在模式构建、课程改革、社会服务上提升质量，共享人才培养成果和信息资源。

(二)完善实训基地管理办法，保障实训基地运行管理

建立健全学校《专业开放实训基地管理办法》《专业双创孵化港管理办法》等实训基地管理规章制度，规范教育教学管理、实训设备管理、服务人员管理和学生实训管理，做到实训基地人员结构搭配合理，工作岗位职责清晰，管理运行规范有序，实训考核办法完备，以对托育类专业人才培养作充分保障。

(三)构建实训基地网络服务平台，提升实训基地服务能力

实训基地网络服务平台为学校及区域内周边院校师生、专业人才培养服务，它包含两大功能：一个是面向区域开放；另一个是专业人才实训学习。实训基地网络

---

① 杨丽、贺永琴、翟理红：《学前教育专业"三景·三级·四共"实践教学体系的构建与实施》，载《中国职业技术教育》，2018(32)。

② 蒋丽：《谈营口市物流产业人才培养需求与定位》，载《辽宁师专学报（社会科学版）》，2016(6)。

服务平台在构建完成后，相关使用者如学校实训管理人员、区域周边院校的师生凭密码登录平台。师生通过平台查询实训资源，突破时间和空间的限制，在线访问平台实训室，达到自主学习和练习的目的。同时，师生能通过平台预约实训室使用时间，大大解决时间冲突问题，开辟空中学习课堂，教师在线发布实训任务，检验学生实训情况，针对问题在线交流，为教师完善实训教学内容提供反馈信息，提升实训基地服务能力。

(四)建立实训教学考核制度和评价体系

专业教学团队与行业、企业共同开发人才培养各阶段的评价体系、实习实训内容、实习实训考核标准，并将内容评价与专业课程进行有效结合，在专业课程标准中予以体现，确保满足专业课程理论学习与实践练习的需求，达到培养期不同阶段需要的实训要求。同时，为了保证实训教学效果，建立动态调整机制，注重校内导师与企业导师的双重评价，强调过程管理与终结管理结合的评价组织，充分发挥实训教学评价体系的激励作用，保障实践教学质量。

(五)创新管理模式，促进学生自我成长

创新实训基地管理是开放实训基地的发展方向，打破传统教师为管理主体的限制性，激励学生自主管理，有效培养学生自我服务和管理意识。为鼓励有浓厚兴趣、成绩优秀、专业基础扎实、表现比较活跃的学生进入各功能实训室担任助教，学校通过面向全校学生公开招聘的方式，选拔优秀学生参与实训基地全过程管理。一方面锻炼学生的服务能力，帮助学生更好地认识自我、发现自我和成就自我；另一方面让学生在做中学、学中思、思中用，提高职业素养和综合能力，为其就业、创业打下坚实的基础。

(六)创建孵化平台，助力产业发展

2015年6月，《国务院关于大力推进大众创业万众创新若干政策措施的意见》(国发〔2015〕32号)提出了推进大众创业、万众创新的指导思想，依据总体思路学校可创新发展"一引，二创，三利用"的实训基地双创孵化基地模式。在实施过程中坚持学校为主体，行业、企业参与实训基地开放共享的机制和管理模式，制订和实行市场化的"设备用养"制度，完善"再生造血"功能。

"一引，二创，三利用"双创孵化基地模式含义具体如下。"一引"是指引进国内外具有创新内涵的优质企业、团队进校园。通过到优质创新型企业进行调研学习，了解企业创新机制机构和技术创新特点，制订相关优惠政策，吸引通过遴选的优质企业进入学校，以开放实训基地为平台，与学校共同研发新技术、新产品，形成校企共建品牌，同时聘请企业研发、生产管理专家及营销专家来学校指导实训建设，构建以婴幼儿服务与管理专业为核心，集研发、生产、推广等多位一体的校企共赢孵化基地。"二创"，一是创立立足本土的微小企业孵化基地，对有开发前景的项目，通过组织专家进行考察评估，以开放实训基地为核心载体，整合校政企多方

资源，对其进行孵化，形成具有双方特色的品牌，联合向外进行推广；二是借助开放实训基地，创立学校师生创新创业孵化基地，支持师生在实训基地进行创新创业。对具有优秀双创项目的师生团队（可为教师团队，也可为师生共建团队，也可为学生团队），项目一经评估审核后，团队可享受鼓励政策支持。项目启动初期，学校根据项目实际情况给予相关比例的项目启动资金奖励，立项团队可享受减免实训基地相关场地使用费用及管理费等优惠政策。针对学生团队，项目一经审批，可折算成相应学分计入学习成绩，同时也可享受相关扶持优惠政策及创业专家指导等。"三利用"，一是利用学校长期办学资源，在开放实训基地研发新技术、新课程、新项目；二是利用校企合作共建，形成实训基地自我造血的良性循环；三是利用企业技术力量，提高实训基地的实践教学水平，一方面引进企业技术骨干和能工巧匠参与实训教学，另一方面组织专业教师到企业挂职锻炼，增强实践技能。

（七）实训基地"双导师"队伍建设

建设一支企业专家教师化、专业教师技能化、学生培养职业化的专业实训教学团队和教学督导团队。

1. 实训指导教师团队建设

实训指导教师团队建设（见图5-2），可以采用企业专家、学校教师和学生创业"种子选手"相结合的模式，构建多元一体的实训教学队伍，即聘请托育机构服务人员担任首席指导教师、学校实训教师担任学习导师、专业高年级优秀学生（创业种子选手）担任助理教师，有效展开实训实践教学。

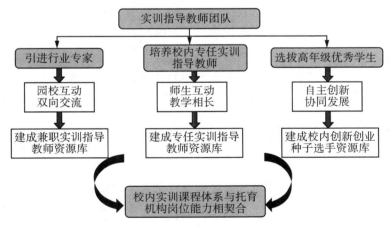

图 5-2　实训指导教师团队建设示意图

2. "双师型"骨干教师培养

学校可以采取建设行业名家、名师驻校工作站的方式，参与高校教学管理实践，使其专业教师化，也可以通过派遣校内专业教师驻托育园、顶岗、挂职岗位使其技能化，努力打造一支具有双证（教师资格证、职业资格证书）、双能（教育教学能力、实践指导能力）的"双师型"教师团队。

3. 校外实训基地管理注重充容与质量同步

专业建设在加大校外实训基地投入和加强管理的同时，应定期对校外实训基地进行考评并实施进退机制，同时分层次、多维度拓展校外实训基地。校内通过政府投入、学校自建、企业援建，共建公共实训平台，契合托育机构教师岗位核心能力标准，建设婴幼儿保育实训室、游戏实训室、环境创设实训室等仿真体验性实训室和附属托育园等综合性情境演练室；校外通过学校援建、托育园自建、政府投入等方式，建成校外省级示范托育园、市级示范托育园产学研实训基地，能够极大缓解学生实习量大与实习容量有限之间的矛盾，也创新性地改变了以往实训基地选址仅限于中心城区且场地有限的现状，将学生实习场域扩展至各级托育园，满足学生实习需求，促进区域托育事业的发展。[①]

4. 发挥社会服务功能，提升实训基地社会服务能力建设

充分发挥实训基地的资源优势，形成职业预备教育、初次职业教育和职业继续教育相互衔接沟通的职前培养职后培训连贯性系统，实现早期教育与终身学习的对接，拓展社会服务面。

（1）完善国家职业技能（工种）鉴定的建设

学校可以实训基地建设为基础，以高素质技术技能人才培养为目标，以服务行业、企业发展为宗旨，扩充国家职业技能（工种）鉴定所职能鉴定范围，优化鉴定所管理体制，完善考评员团队建设；加强学生职业技能培训，积极组织开展育婴师资格证、保育员资格证等职业资格认证；制定相关政策、制度鼓励学校学生在取得毕业证书的同时获得专业的职业资格证书。

（2）完善职业技能大赛平台建设

高等职业教育是以职业能力培养为基础的教育，目标是培养适合岗位需求的专业技术技能型人才。2019年全国职业院校首届早期教育专业技能大赛邀请赛在陕西西安拉开帷幕，为早期教育专业的人才培养明确了方向与内容。全国职业院校技能大赛的指导思想是展示高技能人才，引导相关高职专业教育教学改革，按照"技能竞赛与教学改革相结合、高技术与高效率相结合、个人发展与团队协作相结合"的设计原则，以此来更好地体现大赛对高职教育教学改革的引领作用。托育类专业可以以赛事为专业培养方向标，实现"岗课赛证"有效融通。因此，学校要充分发挥实训基地作用，主动搭建技能竞赛平台，切实提高学生职业能力和教师指导能力，

---

① 杨丽、贺永琴、翟理红：《学前教育专业"三景·三级·四共"实践教学体系的构建与实施》，载《中国职业技术教育》，2018（32）。

促进托育服务专业人才培养质量提升。①

六、质量监控体系与质量保障建设

提升质量是高职院校人才培养工作的永恒主题，对质量的不同认识导致追求质量过程中的行动和结果不同。托育服务专业人才的培养应遵循"需求导向、自我保证、多元诊断、重在改进"的指导方针，以服务行业发展为宗旨，以促进人才就业为导向，满足人才的全面发展。因此，质量监控与保障重点关注的是"人"的发展，要以人为本，强调人才主体性，重视自主发展。通过质量监控与保障，树立学校、行业、教师、学生都是质量发展的主体思想，持续激发大家对人才培养高质量的内生动力，提升质量，满足相关利益方的成就感和满意度。

(一)构建质量监控体系

1.健全组织机构，明确职能分工

建立系部领导、教学管理部门、专业负责人全面统筹协调的质量监控组织架构，质量管理办公室设在教学管理部门。教学管理部门负责制订专业层面的质量监控制度，考核专业建设绩效和质量。

2.明确专业团队和课程团队质量工作职责

二级系部负责组织专业质量保证工作，设计专业建设方案、专业课程标准，为专业建设和教学运行作保障。专业教学团队负责专业建设质量的自我诊改工作，编制专业建设方案并组织专业课程标准的制定，针对专业需要进行市场行业需求调研，对专业人才做思想素养分析、学业水平分析和能力测评情况分析，参考历届毕业生跟踪调研数据及用人单位满意度数据，用数据说话开展自我诊断，撰写专业建设年度质量报告。课程团队负责课程质量的自我诊改工作，编制课程建设方案、课程标准，并依据课堂教学评价数据开展课程评价诊改，撰写课程教学质量分析报告。②

3.建立标准，形成标准体系

院校层面建立各部门年度目标任务考核标准，负责落实年度目标任务的达成。系部建立专业建设标准和专业课程标准、专业质量诊断标准。从纵向上形成管理部门层级落实，专业运行上形成专业培养目标—课程目标—课堂教学目标的逻辑体系。③

4.建立考核和质量年度报告制度，形成质量信息反馈机制

系部建立专业、课程、教师、学生考核制度，专业建立质量年度报告制度，向

①　闫瑞涛、朱显明、樊昱：《搭建技能竞赛平台提升学生职业能力的创新与实践》，载《中小企业管理与科技》，2013(3)。

②　曹元军：《高职院校专业群的质保体系建设》，载《中国职业技术教育》，2017(26)。

③　王贡献、沈发治、王如荣：《高职院校内部质量保证体系中诊改标准体系的构建》，载《江西电力职业技术学院学报》，2018(5)。

院校、专业师生、行业发布，接受利益相关方对专业人才培养质量的监督。

5. 引入第三方评价，确保专业可持续发展

完善专业人才培养质量评价机制，突出行业和用人单位的主导地位，确保专业及时、准确地了解行业和用人单位对人才的需求情况，专业引进第三方评价单位及时评估专业发展。通过监测专业的各项数据，及时调整人才培养方案，服务产业转型升级的内在需求，保证专业稳定、可持续发展。

(二)强化质量保障建设

以专业教学标准为准则的质量保障体系是确保专业持续发展的必要前提与基本保障。鉴于托育服务专业人才培养兼具"师范性"特点，可充分借鉴师范专业认证标准强化专业质量保障。当前在国家教育政策和规制方面，师范专业质量保障始终伴随着师范教育的不同改革阶段而发展。在高职院校改革实践中，师范专业也在探索内外部质量保障措施及模式。在工作理念方面，以学生为中心的认证理念已经确立并逐渐转化为教育教学行为，应进一步遵循基于学习产出导向教育理念，将师范专业认证标准内化为专业质量标准意识和自觉行动，完善师范专业质量标准体系，保障人才培养质量运行机制，把人才培养过程各个环节、各个部门活动与职能科学组织起来，形成一个任务、职责、权限明确，能相互协调、相互促进的整体。在专业教学标准的编制中，将人才培养目标分解细化，具体目标逐一落实到课程体系的建构逻辑中，强调以"学生学了什么"为宗旨，以具体目标表述标准为内涵，以能直接或间接检测为原则，架构专业人才培养目标、课程目标、课堂教学目标之间的逻辑关系。[①]

首先，依据专业输出利益相关方需求确定适宜的专业人才培养目标，利益相关方需求如政府需求、行业需求、家长需求、学生需求等。专业人才培养目标具有预期性和长效性，定位于对专业学生毕业5年后能达到的专业发展和职业成长有预期描述，并且描述精准、内涵准确、表达清晰。

其次，依据专业人才培养目标确定毕业能力要求，毕业能力要求对学生毕业时应达到的能力与水平进行具体描述，以毕业能力要求支撑人才培养目标的达成。如培养目标之一为"能适应社会经济发展和托育岗位需求"，毕业能力要求可对应描述为"能掌握托育服务的基本理论和基本知识""具备一日生活的组织与保育能力""具有较强的表达能力、沟通能力、合作能力"。

再次，将毕业能力要求分解细化为毕业生能力要求的指标点，即让每个能力要求对应的指标点可测可评。指标点不是对毕业能力要求的复述，而是更具体、明确、可衡量的描述，同时需要呼应毕业能力要求。通常从知识目标、情感目标、能力目标方面进行描述，如毕业能力要求之一的"具备一日生活的组织与保育能力"，

---

① 陈娇英：《基于成果导向的汽车智能技术专业诊改研究》，载《南宁职业技术学院学报》，2019(5)。

可以具体为以下指标点"掌握一日生活环节与组织原则""能模拟并完成一日生活各环节"。

最后，依据毕业能力要求指标点构建课程体系。指标点对专业人才应具备的情感态度、专业知识、专业能力作具体要求，[①] 这些具体要求通过专业中的每门课程去落实。课程体系中的课程对毕业要求指标点进行支撑，而课程、毕业能力要求、指标点形成了专业人才培养目标与毕业要求的对应关系矩阵图，涵盖所有毕业能力要求与指标点。

经历以上四个步骤，完成了将专业人才培养目标具体分解细化到课程的任务过程，这也是人才培养方案编制的核心内容，专业建设得以通过教学予以落实和执行，专业人才培养方案也就成为专业建设质量保障的重要载体。

第三节　0～3岁婴幼儿托育服务专业人才的生源选拔

一、托育服务专业人才的应然需求选拔

2019年，《意见》中首次提出"婴幼儿照护"的概念。同年，多个部门出台支持婴幼儿照护服务发展的文件，内容涉及修订托儿所、幼儿园建筑设计规范，将婴幼儿托育服务人才纳入教育支持培养培训体系，出台社区托育服务税费优惠措施，开发托育类金融保险产品等。为此，2019年也被婴幼儿托育服务行业内人士称为中国托育服务行业（婴幼儿照护服务行业）发展的"元年"。2020年10月31日至11月1日北京师范大学第二届托育服务发展论坛举办，与会专家学者们普遍认为，托育服务行业发展是大势所趋，我国婴幼儿照护服务行业迎来新的发展时期，但由于师资力量不足、服务质量参差不齐等问题还没有解决，后续需要加强托育方向专业建设及托育职业、托育行业培训，并设置行业准入门槛。这意味着婴幼儿照护服务事业将迎来加快发展的关键时期，我国的托育服务行业发展还有很大的空间。婴幼儿托育服务行业人才短缺是北京师范大学第二届托育服务发展论坛中被频繁提到的一个问题。调研中发现，目前托育服务行业经过系统培养的专业化人才缺口明显，服务质量和水平都有待提升。院校方面，2019年《教育部办公厅等七部门关于教育支持社会服务产业发展　提高紧缺人才培养培训质量的意见》（教职成厅〔2019〕3号）中明确，原则上每个省份至少有1所本科高校开设家政服务、养老服务、托育服务相关专业，这将对行业人才的学历要求提高到了一个新的高度。托育服务行业对人员综合素质的要求实际上要高于其他一些服务型行业，所以学历层次不能太低。托育服务行业从业人员不能停留在学会怎么做上面，需要系统地学习一些理论知识，

---

①　白凤臣、马文姝：《成果导向教育在高职热能专业教学设计上的应用》，载《哈尔滨职业技术学院学报》，2017(3)。

了解婴幼儿身心发展规律,同时从业人员自身心理素质需过关。对此,专家学者建议,在出台托育服务行业相关政策时,应重视人员准入问题,并将重点放在高职、高专和本科院校的托育服务人才培养上,确保相关从业人员经过专业的培训并持证上岗。

(一)托育服务行业的发展,急需大量专业服务人员

从 2016 年开始,国家教育行政部门、健康组织等机构在相关政策法规和意见中多次提到要大力发展托育服务工作。2019 年 5 月 10 日,国务院举行关于婴幼儿照护发展政策的会议,教育部有关负责人在会上表示将加强师资教育建设,从多方面发力落实,加快培养婴幼儿照护相关服务人员。托育服务的对象是 0～3 岁婴幼儿,是身心正在迅速发展的稚嫩的生命群体,对托育从业人员的专业性要求非常高。随着我国相关托育政策的颁布,托育市场步入了规范和蓬勃发展时期,亟须培养大量专业从业人员,储备 0～3 岁婴幼儿托育服务专业人才。

(二)托育服务人员良莠不齐,亟须规范培养服务人员

当前,我国托育服务人员质量不一,较多的从业人员对 0～3 岁婴幼儿身心发展特点规律和教育方法不了解,仅仅只是通过短期培训就直接上岗,这种培训下的学习缺乏系统性和规范性,而托育市场的服务理念、环境设备、卫生保健、保教活动和师资队伍等方面的质量令人担忧,家长无法放心送孩子入托。根据调研了解,托育服务人员主要有以下来源(见图 5-3):占比最大的是学前教育专业毕业的学生,但 3～6 岁幼儿身心发展的特点和教育规律与 0～3 岁婴幼儿阶段有很大不同,早期教育不能照搬 3～6 岁幼儿的教育模式和方法进行;其次是早期教育专业背景的人员,还有 7% 的人员毕业于其他专业,专业背景与托育行业不相符,没有相关的经验和证书,0～3 岁婴幼儿的照护知识为空白,只是经过机构的短期培训就直接上岗。针对托育服务人员良莠不齐的情况,亟须规范服务人员,建立行业标准选拔专业人才。

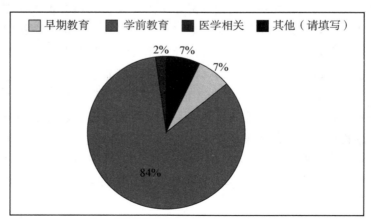

图 5-3 托育服务人员的专业背景

（三）托育服务人员流动性大，学历有待提升

目前，托育服务人员流动性大，队伍极其不稳定，导致托育机构无法真正建设出一支优秀专业的团队。一名优秀的托育机构服务人员需要3～5年的培养和成长，而根据调查，目前大多数托育机构服务人员工作经验都在3年以下，因此需对服务人员进行系统可持续性的培养。就学历结构而言，目前占比最大的是大专，其次是中专，本科占比很少，托育服务人员的学历有待提升。要提高从业人员的整体素质，需加强本科层次托育类专业人才培养，并制定专业教学标准，加强课程体系的科学设置和课程建设，增强专业人才职业道德素养、提升专业自信、夯实专业知识、精练专业技能，为我国托育服务行业储备专业人才。

（四）托育机构师生比下降，专业师资缺口巨大

从托育机构婴幼儿与保教人员的配比来看，按照国家标准，2～3岁幼儿与保教人员配比为7：1，1～2岁幼儿与保教人员的比例应为5：1，0～1岁婴儿与保教人员的比例应为3：1。我国现有0～3岁婴幼儿约4700万人，有托育服务需求的占30%，其中90%是2至3岁婴幼儿家庭。但卫健委调查数据显示，我国0～3岁婴幼儿入托率只有5%左右。入托率低下的原因跟专业人才的缺口巨大有一定关系，目前我国缺少200万托育机构服务人员。巨大需求需要加大托育机构专业人才培养力度，应社会和行业发展需求选拔人才提高质量，拓宽专业人才培养渠道，满足托育服务行业的发展需要。

托育服务专业人才是托育服务行业、早期教育事业良性发展的重要支撑力量，更承载着社会发展和家庭建设的要求和希望。托育服务相关专业涉及婴幼儿生理发展、婴幼儿心理发展、婴幼儿健康、婴幼儿教育活动设计与组织等方面的知识、素养，综合性强，对人才有着较高的要求。社会的发展和行业的需求要求托育服务专业人才经培养选拔后上岗，一是凸显人才职业道德，作为担负培养婴幼儿这类特殊工作的托育服务人才，需要高尚的品格和道德水平为婴幼儿提供模范影响作用。二是体现人才综合素养，面对关键期发展的婴幼儿，对托育服务专业人才的素质要求高。不仅需要具备科学的儿童观教育观，还需要身体力行践行正确理念。三是实现实践教育价值，托育服务专业人才需要具备较强的工作技能，能取得良好的教育效果。因此，托育服务专业人才的选拔具有实现托育服务实践教育的价值。对托育行业而言，社会实践教育尤为重要，通过选拔专业人才，能有助于实现内在的实践价值和实践意义。四是增强托育服务事业社会影响力，提高社会地位。随着社会的不断发展进步和行业规模的不断扩大，家庭对托育服务的要求也不断提高，选拔托育服务专业人才，秉承培养人才、发展专业、深化教育内涵的理念，让道德高尚、富有爱心、专业知识扎实、工作技能强的人才走上托育服务工作岗位，不仅能丰富托育服务行业成果，也对专业人才的教育能力提出更高的要求。同时，专业人才的选拔满足家庭需要，形成良性循环，通过家长口碑扩大托育服务行业的社会影响力。

二、托育服务专业人才的品性与从业态度

品性是对人、对事的态度和行为方式上所表现出来的心理特点。态度是对待周围环境、人、事、物的状态或反应倾向性，它通过学习形成并影响个体行为选择。个体态度的一致性是品性的表现，态度的形成和改变过程，会影响个体品性的养成。托育服务专业人才的品性与从业态度既表现为个体的品质和性格特征，也体现了从业人员对自己所从事职业的看法和表现的行为举止（见表5-4）。从业态度包括职业精神、职业信念、职业道德等。从业态度是对托育服务专业人才的素质要求，它不是先天的，而是后天社会性学习的结果。托育服务专业人才在家庭、学校、社会等不同情境的作用下，通过他人的社会示范、指导、建议，将社会的要求内化为自身的对人、对事态度，并在一定条件下迁移和改变。托育服务专业人才的品性与从业态度直接影响其对托育工作的选择、在工作岗位的时长坚持及工作效果。调研显示，托育机构服务人员及专业学生选择这份职业的原因更多是源于自己的喜好，调研样本中有68.2%的机构服务人员和专业学生选择到托育机构任职是因为喜欢孩子，11.8%的服务人员是服从幼儿园的统一安排，这类现象主要是出现在公办幼儿园中的托班，19%的服务人员和专业学生选择到托育机构任职和婴幼儿托育服务与管理、早期教育专业是因为受家人安排。调研样本显示托育机构服务人员的职业满意度和幸福感总体不高：44%的服务人员对自己目前从事的职业持满意态度，12%的服务人员持基本满意态度，7%的服务人员持不太满意态度，37%的服务人员持不满意态度。托育服务专业人才的品性与从业态度会受到自身成长因素影响，除此之外，从业态度还会受到社会环境影响，国家重视、行业需要、家庭需求大会让托育专业人才的从业态度意愿强烈。当然，从业态度还会受到托育行业稳定性与待遇的影响，调研显示，托育机构服务人员流动性大的原因跟行业稳定性与待遇直接相关。

表 5-4　托育服务专业人才的品性与从业态度

维度	具体描述
思想品质	1. 热爱祖国，对中国特色社会主义有深刻的思想认同、政治认同、理论认同和情感认同 2. 具有科学的世界观、人生观、价值观 3. 具有强烈的社会责任感 4. 具有诚实守信、团结互助品质 5. 具有文明礼貌、助人为乐、爱护公物、保护环境、遵守规则、遵纪守法等良好行为
个性品质	1. 具有良好的精神状态与道德感、理智感、美感等良好情感 2. 具有坚持不懈、锲而不舍的意志品质 3. 具有勤劳勇敢、真诚热情、活泼开朗、乐观向上的性格特质 4. 具有适应意识和发展观念 5. 具有突发事件的危机意识

续表

维度	具体描述
从业态度	1. 理解托育机构专业工作的意义，爱岗敬业 2. 理解托育机构服务人员的专业性与独特性 3. 坚持保教并重，尊重婴幼儿基本权利与个体差异 4. 重视婴幼儿家庭教育沟通
职业道德	1. 践行社会主义核心价值观，遵守师德规范 2. 为人师表，衣着整洁得体，语言规范 3. 对待婴幼儿和家长耐心细心，富有爱心 4. 热爱 0～3 岁婴幼儿，热爱早期教育事业，具有职业理想和敬业精神 5. 依法执教，严格按照相关教育法规政策开展教养工作

三、托育服务专业人才的知识结构

知识是个体通过与环境互动后获取的信息，为了完成某些工作任务，我们必须具备相应的知识。知识有不同的形式，人们常将知识分为陈述性知识和程序性知识。陈述性知识描述客观事物的特点及关系，用于说明事物是什么、怎么样、为什么等问题，而程序性知识是一套关于办事的操作步骤的知识，回答做什么、怎么做，是一种实践性知识。知识结构是指个体经过专门学习培训后所拥有的知识体系的构成情况与结合方式。合理的知识结构是担任职业岗位的必要条件，是专业人才成长的基础，因此合理的知识结构应该具备行业发展、工作实际需要的优化的知识体系（见表 5-5）。为专业人才建立合理的知识结构，能够培养专业人才科学的思维方式，提高实用的工作技能，以适应职业岗位的要求。建立合理的知识结构是一个复杂的过程，应该根据以下原则进行。一是整体性原则，即通专结合，既体现专门性的知识，也体现广博的基础知识。专博相济，扩充知识面为专业人才培养所用。二是逻辑性原则，即合理知识结构的建立，遵循从低到高、由浅入深的逻辑关系，在结构纵向关系上划分基础、连续和高阶层次，在结构横向关系上注重知识之间的联系与整合。[1] 从纵向、横向上形成人才所需的系统知识结构。三是合理性原则，即通专类的知识数量和质量之间应合理配比。按照教育部关于专业人才的相应要求，根据专业人才培养目标合理定位比例。四是发展性原则，即知识结构一定是处于不断自我更新发展的状态而非静止不前。知识结构需要适应社会发展需要，也要适应行业发展需求，同时还要适应人才自我成长。在相关利益方需求发生变化的背景下，知识结构随之而发展更新是必要的。

---

① 邓祥元、高坤：《新形势下如何提高博士生培养质量》，载《教书育人：高教论坛》，2011(9)。

表 5-5 托育服务专业人才的知识结构

维度	具体描述
人文通识知识	1. 了解自然科学中的自然现象本质及其规律 2. 了解社会现象的发生，知道其社会本质和规律 3. 知道人类文化现象，理解社会文化领域的本质和规律 4. 熟悉现代信息技术知识 5. 具备艺术欣赏与表现的基础知识
基本教育知识	1. 了解基本的早期教育理论及发展动态 2. 掌握 0～3 岁婴幼儿早期教养的基本理论、规律、原则和要求 3. 具备科学儿童观、教育观、发展观
儿童发展知识	1. 了解儿童权利，0～3 岁婴幼儿生存、发展和保护的有关法律法规及政策规定 2. 掌握 0～3 岁婴幼儿身心发展特点和规律 3. 掌握 0～3 岁婴幼儿动作发展、语言发展、认知发展、社会性与情感等方面的特点和规律 4. 了解 0～3 岁婴幼儿发展中的常见问题与策略方法 5. 了解特殊婴幼儿身心发展特点及基本教育策略
儿童保教知识	1. 熟悉国家和地方 0～3 岁婴幼儿早期教育的方针、政策和法规 2. 熟悉 0～3 岁婴幼儿保教目标、任务、内容、要求和基本原则 3. 掌握 0～3 岁婴幼儿卫生保健与护理、营养与喂养知识 4. 了解 0～3 岁婴幼儿常见的意外伤害类型及安全防护方法 5. 掌握托育机构半日活动、一日活动安排组织的知识和方法 6. 掌握托育机构常见课程及活动设计组织的基本知识和方法 7. 掌握托育机构和家庭保教环境创设的知识和方法 8. 了解 0～3 岁婴幼儿常见的家庭保教问题及策略方法 9. 掌握家长开展亲职教育的基本知识和方法 10. 掌握 0～3 岁婴幼儿观察评估的基本知识和方法
托育机构管理运营知识	1. 初步掌握托育机构日常管理基本知识 2. 初步掌握托育机构运营策略

专业人才的成长需要系统的培养培训，从专业人才成长的规律看，高职院校职前培养职后培训是人才综合素养和终身学习有机结合的形式。当今学术界对专业人才的知识结构主要提出了三种模式：第一种是宝塔型知识结构。这种知识结构从名称上看就知道，形似宝塔，由下至上建构知识，包括基本理论、基础知识、专业知识、学科知识、学科前沿知识。其中，基本理论、基础知识为宝塔的底部，学科前沿知识为宝塔的顶端。这种知识结构的特点是强调基本理论、基础知识的宽厚扎实和专业知识的精深，能把所具备的知识集中于主要目标上，有利于连接学科前沿信息。我国高校目前大多是培养具备这类知识结构的人才。第二种是蜘蛛网型知识结构。这种知识结构以人才的专业知识作为蜘蛛网的一个"中心点"，与其他相近的、促进人才发展作用较大的知识点作为网络的"接点"相互联结，形成一个较大的，涵

盖其人才所需的知识网。这种蜘蛛网型知识结构的特点是知识广度与深度的高度统一及整体结构呈复合型状态。随着社会经济的高速发展，这种知识结构的人才因其广度、深度的一致性受到行业的高度肯定和欢迎。第三种是幕帘型知识结构。这种知识结构是行业对成员在知识结构上有一个总的要求，而作为个体成员，将依照在整个工作中所处的岗位层次，在知识结构上存在一定差异。对于用人单位中处于不同层次的个人来说，要求掌握各类知识的比例是完全不同的，从而会组成不同的知识结构。这种知识结构强调个体知识结构与行业整体知识结构的有机结合，因而需要根据职业岗位在行业中的位置及具体的地位来调整自己的知识结构，增强就业适应性。也就是说，专业人才还应根据具体的工作岗位来补充和调整个体知识结构，这种知识结构具备一定的主体性和适应性。

四、托育服务专业人才的职业能力

能力是指顺利完成某项活动所具备的稳定的个性心理特征，能力会直接影响活动目标达成度及其成效，它在人们生理素质的基础上经过教育和培养，在实践活动中形成和发展，并通过实践活动得到提高，能力一定是通过实践得到锻炼和发展的。职业能力是人们对于从事职业多种能力的综合表现，职业能力由于面向职业，是个体顺利完成职业岗位需要而必备的综合能力，因此职业能力是一个"整体"，不能作为各部分的简单总和来理解，而应理解为个体将所学的知识、技能和态度在工作情境、岗位活动中进行迁移表达与整合呈现所形成的能完成一定职业任务的能力。职业能力主要包含三个方面的基本要素：一是表现为任职资格，即为了胜任某种职业而必须具备的能力；二是表现为任职某个工作岗位后表现的职业素质；三是表现为整个职业生涯所具备的职业生涯规划与管理能力。[1] 一名托育服务专业人才为了胜任托育机构教师这个职业岗位，需要取得婴幼儿托育服务与管理专业或早期教育专业毕业证，获取育婴师等资格证或幼儿照护职业技能等级等证书。这些相关的职业资格证书可以证明具备这个职业岗位所需的能力，但任职托育机构服务人员后，还需要具备敬业爱岗、认真勤奋、诚实友善、善于合作等职业素质，并且能对自身职业生涯具备规划和管理能力。因此，托育服务专业人才职业能力能说明专业人才能否胜任该职业岗位，也能说明专业人才在该职业中所获得的认可度和未来可持续的发展性。按照德国职业教育界对职业能力的理解，其基本结构包括专业能力、发展能力和社会能力（见表5-6）。

---

① 张晖：《论应用外语（英语＋老挝语）专业职业能力与课程设置》，载《校园英语》，2017(39)。

表 5-6 托育服务专业人才的职业能力

维度	具体描述
专业能力	创设环境： 1. 微笑面对婴幼儿并能积极回应 2. 了解婴幼儿需要并尊重关爱他们 3. 理解环境创设对婴幼儿发展的重要性并体现在日常工作中 4. 运用艺术欣赏与表现的知识，进行墙面环境的创设 5. 运用资源的独特性，进行环境创设 6. 创设与婴幼儿产生互动，并能促进幼儿发展的环境 7. 保障并保持健康安全的活动环境
	日常生活保教： 1. 合理安排和组织婴幼儿一日生活并实施科学保教 2. 识别婴幼儿日常异样表现并妥善处理 3. 有效开展婴幼儿生活照料、卫生保健、常见症状护理 4. 指导家长有效开展家庭保教活动
	教育活动组织： 1. 根据婴幼儿发展水平、发展兴趣、发展需求设计教育活动方案 2. 活动中关注婴幼儿需要并支持婴幼儿自主活动 3. 能针对婴幼儿个性化需要设计组织个别化教育活动
	观察评价： 1. 能熟练运用常见工具观察婴幼儿并准确分析 2. 对婴幼儿进行发展性评估，并提出科学的教养建议 3. 善于观察、分析婴幼儿行为，并能及时给予支持和帮助 4. 能对教育活动进行分析与评价，并运用结果指导下一步教育活动的开展
	家庭教育指导： 1. 主动与家长沟通，交流婴幼儿日常保教活动表现 2. 向家庭普及宣传婴幼儿教养活动知识，提高家长科学育儿的能力和水平 3. 能制订家庭教育指导工作计划并开展实施 4. 能进行入户指导
	托育机构运营管理： 1. 能对托育机构进行日常教养工作的组织与管理 2. 能对托育机构外围工作作基本的协调
	反思学习： 1. 善于反思，主动学习，积极改进教育实践活动 2. 收集并分析相关信息用于实践工作反思 3. 具有基本的婴幼儿保教实践研究能力

续表

维度	具体描述
发展能力	1. 具有终身学习和专业自我发展的能力 2. 具有专业发展意识及规划能力 3. 善于调适，并主动适应岗位 4. 勇于探索，能充分思考解决问题
社会能力	1. 运用现代科学方法处理实际问题并能参与公共事务 2. 具有良好的沟通和人际交往能力，具有较强的团队合作能力 3. 能主动获取并及时处理信息 4. 具有组织协调能力 5. 善于采用家园社区交往沟通方法调动家长社区积极参与

专业能力可以理解为专业领域内具备的能力，即有别于其他职业的核心能力，它在整个能力结构中处于核心地位。发展能力是指建立在职业素养基础上，不仅能够适应职业岗位发展需要还能促进职业岗位延伸，并在此过程中不断获得成长的能力。发展能力可以从三个方面来设计：一是从身心素质发展的角度，具有身心健康的知识和能力，养成良好生活和工作习惯，实现身心和谐发展；二是从专业素养发展的角度，具有职业规划能力和自我反思学习的能力；[①] 三是从个人与社会发展的关系角度，具有主动适应社会发展的能力，保持个体社会化持续发展的能力。社会能力是指作为社会人所具备从事职业活动需要的人际交往能力、处理公共关系的能力、与社会协调共处的能力等，具体包括组织协调能力、合作能力、沟通能力、适应能力、表达能力等。社会能力既是基本生存能力，也是基本发展能力，是专业人才在社会适应中必备的基本能力，体现了对社会的适应性和表现的规范合理行为。

第四节 0～3岁婴幼儿托育服务专业人才的培养过程

托育服务专业人才的培养以教育教学活动为主要途径，实习实训为重要的实践手段。教育教学改革是人才培养中的根本性问题，通过教育教学改革贯彻国家教育方针政策，落实人才培养目标，同时教育教学改革也是教育观念、思想、内容的集中体现，在人才培养中发挥重要作用，很大程度上决定着0～3岁婴幼儿托育服务专业人才的培养质量。

一、基于职业能力分析的课程目标确定与课程标准制定

课程是实现人才培养目标的重要手段，课程目标的实现支撑人才培养目标的达

---

① 程新治：《高校教师可持续发展能力建设刍议》，载《教育发展研究》，2006(11)。

成。0～3 岁婴幼儿托育服务专业人才职前培养课程目标的确定应面向整个托育服务职业，把培育专业人才的职业素养和增强专业人才的职业适应能力作为课程目标的基本要素，即立足人才培养的目标定位，面向职业岗位，以职业能力分析为基础，把职业岗位所需品性态度、知识能力进行有机整合，将职业标准和能力要求转化成课程目标，形成"职业素养—知识结构—能力结构"的课程目标。①

（一）基于典型工作任务分析的职业能力

典型工作任务分析是体现以工作过程为导向的职业教育课程改革的典型特征，是托育服务专业人才学习领域分析的前提，也是托育服务专业人才学习领域课程开发的具体化，在以工作任务为导向的课程建设中具有重要的作用。基于典型工作任务分析的婴幼儿托育服务与管理专业、早期教育专业课程改革主要是通过分析托育机构服务人员岗位特点，确定其典型工作任务，并进行职业能力分析，归纳出行动领域。依据《国务院办公厅关于促进 3 岁以下婴幼儿照护服务发展的指导意见》《国务院办公厅关于促进养老托育服务健康发展的意见》《托育机构设置标准（试行）》《托育机构管理规范（试行）》《托育机构保育指导大纲（试行）》文件精神和指导要求，借鉴《幼儿园教师专业标准（试行）》提出的七项专业教育内容和要求，在对托育机构服务人员职业活动领域进行梳理和分析中发现，托育机构的保育目标要求是对托育机构服务人员的主要工作内容和要求的描述，代表着托育机构服务人员需要承担的典型工作任务。除此之外，家庭教育指导、自我发展、反思研究等能力也需要在工作岗位中体现。依据此，可提炼的职业能力具体可表现为环境创设能力、生活保教能力、教育活动组织能力、观察评价能力、家庭教育指导能力和反思学习能力（见表5-7）。提炼的职业能力可为实施教学提供可靠的现实依据，即将托育机构服务人员职业能力与典型工作任务进行对接，根据典型工作任务要求，确定课程目标，涵盖其职业能力的培养，即可转化为学习任务。②

表 5-7　基于典型工作任务分析的职业能力

典型工作任务	职业能力内涵	对应职业能力
环境的创设与利用	考虑从创设良好精神环境和物质环境两个方面提出要求，需要托育机构服务人员具有创设良好精神环境和物质环境的能力。具有广义的环境观和资源的意识，能挖掘与综合利用身边资源，丰富婴幼儿直接经验，知道如何创设丰富、适宜的环境，并利用环境促进婴幼儿的发展	环境创设能力 教育活动组织能力 家庭教育指导能力

① 张锋：《浅谈高职学生职业能力的培养》，载《中小企业管理与科技》，2009(6)。

② 杨丽、贺永琴、翟理红：《学前教育专业"三景·三级·四共"实践教学体系的构建与实施》，载《中国职业技术教育》，2018(32)。

续表

典型工作任务	职业能力内涵	对应职业能力
一日生活的组织与保育	需要相应的专业态度和专业知识作支撑，具备正确的儿童观、教育观，遵循"尊重儿童，安全健康，积极回应，科学规范"的保育原则，同时"富有爱心、责任心、耐心和细心"。对婴幼儿实施保育时高度重视婴幼儿健康和安全，注重教师的言传身教和榜样示范	环境创设能力 生活保教能力 教育活动组织能力 观察评价能力 反思学习能力 家庭教育指导能力
养育活动的引导与支持	托育机构服务人员要善于制订膳食计划和科学食谱，为婴幼儿提供与年龄发育特点相适应的食物，从而让婴幼儿达到正常生长发育水平；引导婴幼儿规律进餐，能为有特殊饮食需求的婴幼儿提供喂养建议。能指导家长帮助婴幼儿养成良好的饮食行为习惯和睡眠习惯及其他的生活习惯	环境创设能力 生活保教能力 观察评价能力 家庭教育指导能力
教育活动的计划与实施	托育机构服务人员要认同婴幼儿是主动的学习者，重视婴幼儿独特的学习方式。把握婴幼儿年龄特点和身心发展特点与规律，寓教于乐，注重教育活动设计的目标性、趣味性、整体性。结合教育方法，因人施教	环境创设能力 生活保教能力 教育活动组织能力 观察评价能力 反思学习能力 家庭教育指导能力
观察与评价	在自然状态下，带着正确儿童观的观念和态度主动观察了解婴幼儿，并满足婴幼儿不同的发展需求。学习使用多种适宜的观察方法，以观察作为评价的基础和重要依据。评价要自然地伴随教育过程进行，客观、全面了解婴幼儿，并用发展的眼光积极评价婴幼儿	观察评价能力 反思学习能力 家庭教育指导能力
沟通与合作	托育机构服务人员的专业特点决定要善于沟通，善于与周边相关人员（婴幼儿、家长、同事、社区人员等）进行沟通与合作。主动与家长沟通，经常就婴幼儿发展现状和需要与家长交流，形成家园合作育人的效力。由于教育对象年龄发展特点的特殊性，要有亲和力，更需要具有很强的与婴幼儿沟通的能力	家庭教育指导能力 发展能力 社会能力
反思与发展	托育机构服务人员在教育过程中要能将婴幼儿、家长、自我与教育活动作为意识对象，不断进行主动的思考、评价、探究、调控改进；同时，根据自身专业发展需要，主动、积极规划自己，最终实现专业发展	观察评价能力 反思学习能力 发展能力 社会能力

（二）基于职业能力分析的课程目标

课程是实现人才培养目标的重要手段，为人才培养目标服务。以《托育机构保育指导大纲（试行）》和教育部"1＋X"幼儿照护职业技能等级证书依据的《幼儿照护职业技能等级标准》为课程设置与标准制定的基础，基于职业能力分析的课程目标（见表5-8）对应工作岗位能力目标，保证方向的正确与精准，考虑人才培养和岗位能力需求的一致性，能够实现课程建设与工作岗位的"零距离"接轨。高职院校三年的托育类专业人才职前培养过程分两个阶段进行，课程目标相应在此阶段实现：一年级和二年级以"完成校内专业教育"为目标，以"够用、适度"为原则，要求学生掌握通识类基础知识、专业类基础知识与单项技能；三年级进入"适职教育"阶段，通过综合实践教学活动，帮助学生了解保教行为的理论价值与支撑点，学习运用综合教育能力，实践托育机构保教行为与方法，发展成为具备专业能力的托育机构服务人员。[①]

表 5-8　基于职业能力分析的课程目标

总目标	课程阶段性目标			课程能力目标
托育类专业人才培养	一年级和二年级	校内通识教育与专业教育	素质目标：以社会主义核心价值观为目标，形成良好品性	基本素养与社会能力：职业道德、法律责任、健康安全、环境保护、沟通能力、合作能力 专业能力：环境创设能力、生活保教能力、教育活动组织能力、观察评价能力、家庭教育指导能力、反思学习能力 发展能力：处理信息的能力、终身学习和专业自我发展的能力、专业发展规划能力、心理调节能力、解决问题能力、创新创业能力
			知识目标：以够用、适度为原则，掌握通识类基础知识、专业类基础知识	
			能力目标：掌握通识类、专业类技能	
	三年级	适职教育	素质目标：以职业品质为目标，形成良好从业态度及职业精神	
			知识目标：掌握各种教育行为规律，理解教育行为的理论价值与支撑点	
			技能目标：在教育理论指导下，综合运用教育技能，实践教育教学方法	

课程目标改革研究中发现，将"基于典型工作任务分析的职业能力进行提炼，可以有效归纳托育机构服务人员核心专业能力，进行从行动领域向学习领域的转换，筛选出形成这些专业能力所必需的学科知识与技术方法，并以此作为学生必须

---

① 杨丽、贺永琴、翟理红：《学前教育专业"三景·三级·四共"实践教学体系的构建与实施》，载《中国职业技术教育》，2018（32）。

掌握的专业课程内容",① 然后在基于职业能力分析的基础上进行课程目标的确立。以目标为引领,经历对课程内容的分类、组合,成为托育类专业的学科知识课程、技术方法课程,引导学生将各阶段掌握的知识与技术通过从事相关典型工作任务的实践活动上升为托育机构服务人员专业能力。最后,通过专业拓展课程引导学生根据自身的能力特长与兴趣爱好,通过选修的方式对所掌握的专业能力进行拓展提升,形成托育相关专业的理实一体化课程体系。

(三)基于职业能力的课程标准制定

课程标准是规定课程教学的性质、地位、目标、内容框架、考核方式、提出教学建议和评价要求的规范性文件,是组织教学、选用教材教参、评价和考核的基本依据,也是实现人才培养目标的重要保障。② 课程标准具有很强的目标指向作用和标准作用,它是高职院校教师培养人才、开展教育教学工作的指南,也是评价教育教学质量的依据和标准。课程标准不但指导教师的教学,而且对学生在经过一段时间的学习后应该知道什么和能做什么有清晰的界定和表述,指导学生的"学",实际上反映了对学生学习结果的期望。学校加强教学管理的重要内容之一就是查验各教学组织部门是否认真执行课程标准,将有利于建立正常的教学秩序、提高教学质量。

1. 编制课程标准的基本要求

第一,课程标准要符合专业人才培养目标对本门课程培养功能的要求,符合社会发展和行业发展需要。课程内容应依据课程目标,反映本课程在专业教育上对学生情感态度、知识结构、能力素养的基本要求,与人才培养目标、专业发展前景相适应。

第二,课程标准应按照国家及有关部委、行业教学指导委员会对课程或专业提出的规范要求,结合学校实际情况,充分体现专业的课程特点。

第三,课程标准应契合教育教学实际,明确之前所学课程,考虑后续课程,统筹安排课程教学内容、课程实施和课程评价等环节,合理分配理论课时与实践课时。

第四,课程标准应紧跟市场发展趋势和行业需求,及时更新教学内容,创新教学方法,为学生专业成长、职业发展奠定基础。

2. 课程标准制定的基本内容

课程标准一般包括课程基本信息、课程性质和任务、课程目标、教学内容和要求、课程考核、课程实施和建议。

---

① 杨丽、贺永琴、翟理红:《学前教育专业"三景·三级·四共"实践教学体系的构建与实施》,载《中国职业技术教育》,2018(32)。

② 刘艳华:《基于工作过程的课程开发》,载《北方经贸》,2012(12)。

（1）课程基本信息

课程基本信息包括课程名称、课程代码、开课系部、课程内容、学分（理论与实践）、学时（理论与实践）、先修课程、后置课程、适用专业、课程标准研发团队等内容。

（2）课程性质和任务

描述课程在专业人才培养方案中的定位、课程设计及课程任务等。

（3）课程目标

课程目标包括总体目标和具体目标两部分内容。课程总体目标是对学生课程学习预期结果的综合概括，是专业人才培养目标在本课程的具体体现，要体现课程对学生在知识与技能、过程与方法、情感态度与价值观等方面的基本要求，以及学生学习该门课程后应达到的预期结果。课程具体目标可以从知识、能力和素质等方面进行说明。描述要具体明确，方便课程目标具有检测性。基于职业能力，课程目标描述应与职业能力相对应，是职业能力在每门课程中的具体体现，建议采用"动词＋具体内容"的格式描述知识目标，采用"能或会＋程度副词＋操作动词＋操作对象"的格式描述能力目标，[1] 采用"动词＋程度形容词＋具体品性态度"的格式描述素质目标。

（4）教学内容和要求

教学内容和要求主要阐述在具体学习目标指导下的每个固定学时的教学内容和具体要求。对于学生的学习结果，应尽可能用清晰的、便于理解及可操作的行为动词进行描述。在编写中既要考虑课程各部分内容的相对独立，又要形成课程内容的有机整合。

（5）课程考核

课程的考核评价应结合学业评价体系改革，强化学习过程，体现多元评价方法，如调研报告、项目设计、知识竞赛、综合作品展示、情景模拟、技能考评等。重视教学过程评价，增加对学生学习态度、学习方法和学习情感的考核，注重学生动手能力和在实践中分析问题、解决问题能力的考核，关注学生个别差异，鼓励学生创新实践。[2]

（6）课程实施和建议

课程实施和建议主要阐述授课教师素质、课程教学的方法与策略、教学条件特殊要求、教材教参选取及推荐、课程资源开发与利用、实训设备配置等建议。如教学方法与策略是将学生作为课程学习的主体，教师作为组织者、引导者、促进者与检查者，根据课程特点说明课程在教学过程中需要的教学组织形式及教学方法，在

---

[1] 肖俊华、尹高飞：《国家骨干高职院校专业核心课程标准建设探索》，载《北京劳动保障职业学院学报》，2012(2)。

[2] 纪民：《基于高职学生职业素质提升的课程开发研究》，载《科教文汇(上旬刊)》，2012(4)。

整个教学过程中通过引导学生主动参与、亲身实践、独立思考、合作探究，使学生能顺利完成学习任务。建议采用形式丰富多样的教学方法，如案例式、项目式、讨论式、情境式等。教学资源基本要求包括教材的选用、网络资源建设、信息化建设、学习工具等。教材选用应符合本课程标准的基本要求，优先选用马工程教材、省部级以上规划教材，重点选择适合的校企合作教材。教学条件特殊要求是阐述课程实施过程中对师资条件、校内外实训条件的特殊要求。

制定课程标准的工作程序，各培养人才院校可根据实际情况而定。院校教务处应在专业人才培养方案批准后组织系部（学院）编制专业课程标准。一般来说，专业所在系部（学院）应在开课前按一定程序要求组织编制各课程的标准，可按照以下程序进行。首先，由系部（学院）组织专业负责人、课程负责人及课程组成员编写课程标准；接着，系部（学院）组织课程标准审核专家小组进行审核；系部（学院）将审核合格的课程标准报教务处备案，经学校批准后执行；公共选修课的课程标准由开设课程教师所在系部（学院）的课程标准评审专家小组进行审核。

课程标准是学校的基本文件，是组织课堂教学的依据，为了保证课程教学的严肃性、连续性、稳定性，课程标准一经批准后必须严格执行，不得随意改动。在课程标准执行过程中，根据人才培养方案的修订或工作任务的发展变化需要对课程标准进行调整时，各任课教师应先向所在系部（学院）提出申请，批准后，经学校教务处审批备案后才能执行。同时，任课教师应认真阅读、研究课程标准，严格执行课程标准。通过不断总结教学经验，对课程标准进行修改与完善，从而促进课程的建设与改革。

二、理实一体化的课程体系与内容

教育部《关于全面提高高等职业教育教学质量的若干意见》中指出："要积极推行与生产劳动和社会实践相结合的学习模式，改革教学方法和手段，融'教、学、做'为一体，强化学生能力的培养。"国家政策文件对课程建设提出了职业教育应注重学生校内学习培训与工作岗位实践相一致的要求。建设理实一体化课程体系是高职院校落实国家职业教育政策的重要改革举措。2016年全面二孩政策及2021年三孩政策的发布带动了市场和行业对托育服务专业人才的需求，随之而来的师资力量跟不上、托育品质不能保证等问题不断地影响托育服务事业的发展。高职院校托育类专业人才的培养要顺应时势需要，及时抓住行业发展需求，把握高职院校学生发展特点，满足行业用人标准，结合专业的特殊性，培养符合行业需要的高素质技术技能人才，就必须构建理实一体化课程体系。但长期以来，受学科系统化课程模式影响，在课程体系构建上（见图5-4）仍然沿用传统方式，存在一定弊端，具体表现为课程体系重理论轻实践；把课程体系分为公共基础课（语、数、英、体、政等）、专业基础课（卫生学、心理学、教育学等）、专业核心课（教育活动指导等）、专业实习（见习实践等）学科化的课程体系，公共基础课课时在整个体系中占据较大比例，专业基础课按照纯理论课程理解,专业核心课课时较少且附属于理论课程的情况较明显。受师资、办学条件、市场环境的影响,整体呈现重理论轻实践现象。学生在校学习与上岗就业的差距较大,极大地影响了学习积极性,导致学生学习动力不足。课程体系设置重复交叉,即部分课程在体系中相互交叉,没有体现各课程的地位价值,导致教师在教育教学过程中未厘清课程核心内容,出现课程内容重复交叉的情况。学生对于重复学习心生倦怠,影响学习效果。而在这样的课程体系影响下,教师教育教学过程中始终存在重知识经验传授轻能力培养、重理论灌输轻实践锻炼、重观念讲解轻技能练习、重课堂教学轻课外体验等倾向,[①] 难以适应行业对托育服务专业人才的需求,极不利于培养市场需要的高素质应用型人才,更不利于整个专业的发展。

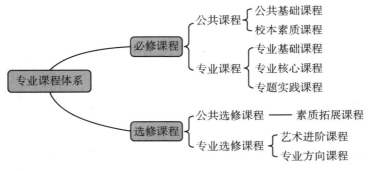

图 5-4　专业人才培养课程体系

构建理实一体化课程体系是高职院校专业改革的方向。托育类专业人才就业所面对的群体有别于其他群体,专业学生毕业后接触的群体是从出生到进入幼儿园前的婴幼儿,这个群体身心处于不断发展阶段、稚嫩而敏感,需要我们培养的专业学生在专业学习时就已建立起与工作对象的熟悉关系,即了解婴幼儿的发展,熟悉婴幼儿行为表现,通过多接触工作对象,在与婴幼儿的相处过程中掌握其特点与沟通方法。构建理实一体化课程体系,让课堂走进企业,让学生到托育机构实操,理论联系实践,达到学习目的。同时,托育类专业人才面临的就业岗位最大的特点是保教结合,面对0～3岁婴幼儿,"保"在前,也更为重要,专业人才需要结合婴幼儿发展特点,考虑以"保"为先将教育灵活地渗透到日常生活中。因此,托育机构日常保教活动的灵活性、随机性决定专业培养的托育类专业人才要根据保教活动而随机应变。[②] 构建理实一体化课程体系,强调教育活动的实践应用。在实践活动中发展学生思维能力,提高发现问题和解决问题的能力,让学校学习活动与工作岗位实践进行有效联结,解决学生岗位陌生感问题,拉近在校学习与实际就业的距离。托育

---

① 李红:《高师学前教育专业理论课程的实践教学探析》,载《中国科教创新导刊》,2011(16)。

② 周丹:《职业院校学前教育专业理实一体化课程体系构建与实施》,载《职业》,2018(33)。

类专业人才专业能力需要在实践中锻炼和培养，构建理实一体化课程体系能创设专业能力发展需要的学习环境，同时将所学内容融合到实际工作内容中，在课程体系中对工作岗位必备的环境创设能力、生活保教能力、教育活动组织能力、观察评价能力、家庭教育指导能力、反思学习能力等能力进行科学对接，通过课程实施实现能力目标。

理实一体化课程体系的构建，在基于典型工作任务分析职业能力的基础上，将职业能力对应转化为课程进行架构，按照与工作任务相关的学习范围来梳理课程学习秩序，改变传统学科化课程体系弊端，增加实践课时，并将校本素质课程、专题实践课程纳入课程体系，达到从设计上改变原有体系，实现理实一致的目的，从而构建符合专业人才职业发展规律的课程体系。

表 5-9　托育类相关专业开设的课程

类型	细目	课程名称
公共课程	公共基础	思想道德与法治、军事理论、大学生心理健康教育、毛泽东思想和中国特色社会主义理论体系概论、职业生涯规划、生态文明教育、四史（党史、国史、改革开放史、社会主义发展史）、形势与政策、习近平关于教育的重要论述、国家安全教育、大学体育、大学语文、大学英语、信息技术、普通话与口语表达、入学教育、军事训练、就业与创业
	校本素质	劳作课程、阅读课程、项目课程
专业课程	专业基础	托育服务政策法规与职业伦理、婴幼儿生理基础、婴幼儿心理发展、婴幼儿卫生与保健、早期教育概论、婴幼儿营养与喂养、婴幼儿学习与发展、婴幼儿卫生与保健、托育机构组织管理导论
	专业核心	婴幼儿回应性照料、婴幼儿游戏活动实施、婴幼儿行为观察与记录、婴幼儿伤害预防与处理、婴幼儿常见病识别与预防、婴幼儿家园共育、托育机构管理实务、婴幼儿活动设计与指导、婴幼儿亲子活动设计与指导、婴幼儿教养环境创设与利用、婴幼儿家庭教养指导与咨询
	专题实践	专业教育周——职业启航活动、托育机构一日生活保育实习、婴幼儿游戏观摩体验、婴幼儿教养活动观摩体验、托育机构跟岗实习、托育机构顶岗实习、毕业设计
公共选修课程	素质拓展	可从以下类别开设：人文社会类、自然科学类、创新创业类、信息技术类、专升本类、健康与体育类
专业选修课程	专业方向课程	婴幼儿蒙氏教育、婴幼儿音乐感统与训练、儿童早教英语、优生优育与母婴保健、儿童剧表演、早期教育事业发展与管理
	艺术进阶课程	艺术进阶（钢琴基础）、艺术进阶（舞蹈）、艺术进阶（美术）

  理实一体化课程体系建构的过程中，课程内容的改革需要相应跟进。课程内容作为课程体系的"骨肉"，为实现人才培养目标服务。它是学习的对象，各门学科中特定的事实、观点、原理和问题及其处理方式都是课程内容，它源于社会文化，并随着社会文化的发展而不断发展变化。[①] 因此，课程内容需要根据课程目标科学选择与建构。在前期基于典型工作对应职业能力的基础上，可根据典型工作任务、职业能力思考课程能力目标，将职业能力对应的专业课程列出（见表 5-10）。

表 5-10   托育类相关专业开设的课程

典型工作任务	对应职业能力	对应专业课程	课程能力目标
环境的创设与利用	环境创设能力 教育活动组织能力 家庭教育指导能力	婴幼儿回应性照料、婴幼儿活动设计与指导、婴幼儿教养环境创设与利用、婴幼儿家庭教养指导与咨询	1. 能充分利用各种课程资源并将本土文化融入环境创设中 2. 能设计具体环境创设方案并执行 3. 能根据婴幼儿年龄特点、学习特点创设活动环境 4. 能依据不同年龄创设良好的心理环境
一日生活的组织与保育	环境创设能力 生活保教能力 教育活动组织能力 观察评价能力 反思学习能力 家庭教育指导能力	婴幼儿回应性照料、婴幼儿游戏活动实施、婴幼儿伤害预防与处理、婴幼儿常见病识别与预防、婴幼儿活动设计与指导、婴幼儿教养环境创设与利用、婴幼儿行为观察与记录、婴幼儿家庭教养指导与咨询	1. 学会在一日生活活动组织中实施保教结合 2. 能根据婴幼儿年龄特点制订相应教育措施 3. 能根据婴幼儿的需要建立科学的生活常规
养育活动的引导与支持	环境创设能力 生活保教能力 观察评价能力 家庭教育指导能力	婴幼儿回应性照料、婴幼儿行为观察与记录、婴幼儿家园共育、婴幼儿教养环境创设与利用、婴幼儿家庭教养指导与咨询	1. 能根据婴幼儿需要提供适宜的养育方案和建议 2. 具备观察婴幼儿行为表现的能力 3. 能根据婴幼儿发展表现提供科学的评价
教育活动的计划与实施	环境创设能力 生活保教能力 教育活动组织能力 观察评价能力 反思学习能力	婴幼儿回应性照料、婴幼儿行为观察与记录、婴幼儿家园共育、婴幼儿活动设计与指导、婴幼儿亲子活动设计与指导、婴幼儿教养环境创设与利用	1. 学会设计和组织各类教育活动 2. 能对亲子活动进行指导 3. 能对婴幼儿进行回应性照料

---

  ①   金伟：《课程内容选择的准则》，载《教育现代化》，2016（22）。

续表

典型工作任务	对应职业能力	对应专业课程	课程能力目标
观察与评价	观察评价能力 反思学习能力 家庭教育指导能力	婴幼儿行为观察与记录、婴幼儿家庭教养指导与咨询	1. 结合婴幼儿发展阶段能确定观察目标 2. 会观察、解读与评价婴幼儿的发展 3. 学会客观、全面、积极观察与评价婴幼儿并能有效指导家长科学教养
沟通与合作	家庭教育指导能力 发展能力 社会能力	婴幼儿家庭教养指导与咨询、托育服务政策法规与职业伦理	1. 能合理运用沟通方法，与不同群体(婴幼儿、家长、社区人员)有效沟通 2. 能与不同群体(婴幼儿、同学、同事、家长)合作交流，共享资源
反思与发展	观察评价能力 反思学习能力 发展能力 社会能力	托育服务政策法规与职业伦理、托育机构组织管理导论、婴幼儿行为观察与记录	1. 能针对保教活动进行反思，改进保教工作 2. 学会收集整理资源，灵活运用于保教活动中

　　课程内容建构以基本原理为基础，注重实践运用为目标，在课程目标指导下，各培养人才院校可根据实际情况对课程内容进行调整补充。结合相关文件标准要求，删减冗余内容，增加实训实践内容与课时；梳理各课程为实现职业能力设计的目标，以目标遴选课程内容；形成课程标准及配套讲义，明确课程实践性内容，实现理实一体。以"婴幼儿亲子活动设计与指导"为例(见表 5-11)，展现课程内容的改革情况。依据课程能力目标筛选课程内容，能够避免课程内容交叉重复的现象，直指课程核心经验，帮助专业教师明晰教学主线，便于课程标准撰写与教学活动的组织。在课程能力目标指导下，"婴幼儿亲子活动设计与指导"内容解构为四个模块：亲子活动概述；亲子活动设计基本问题；0～36 个月婴幼儿亲子活动的设计与指导；亲子活动中的家长指导。重点针对亲子活动设计组织的突出问题，结合婴幼儿保育相关理论进行分析设计，提出实践活动方案。强调本门课程在专业中的地位，较好地处理了与其他实践课程的关系。

表 5-11　婴幼儿亲子活动设计与指导

课程目标	课程模块	对应课程内容
能根据婴幼儿年龄特点、主题创设活动环境	亲子活动概述	亲子活动环境创设要点
学会在一日生活活动组织中实施保教结合		婴幼儿亲子活动与一日生活活动

续表

课程目标	课程模块	对应课程内容
学会分解教育活动目标；能设计和组织各类教育活动；具备制作各类教育活动教具的能力	亲子活动设计基本问题 0～36个月婴幼儿亲子活动的设计与指导	亲子活动目标确定、内容选择、设计模式及注意事项。根据提供主题及月龄段，制订亲子活动方案
能针对保教活动进行反思，改进保教工作		亲子活动反思与评价
能合理运用沟通方法，与不同群体(婴幼儿、家长、社区人员)有效沟通	亲子活动中的家长指导	沟通方法与技巧，亲子活动家长指导场景模拟与现场家长指导

托育服务专业人才的培养是为了提供行业需求市场发展需要的具有实践应用能力、毕业即能上岗的托育机构服务人员。职前培养所针对的专业技能显得至关重要，科学合理地设计专业技能考核项目，既能提高学生婴幼儿保教技能水平，也能加强专业教师职业技能的培养意识，以考核评估日常教育教学，实现考评一体。专业技能达标考核项目应遵循专业人才培养方案要求，与人才培养方案课程体系保持一致，按照理论够用、突出技能的思路，进行课程考核改革。改革单一的笔试考核方式，积极推进多维评价师生课程教学效果。对实操性较强的课程，采用"学习态度＋过程性项目实操考核＋综合实操"的考核方式；对理论性较强的课程，采用"学习态度＋过程性项目实操考核＋期末笔试"的考核方式；对模块化课程，采用"项目过程化考核＋项目综合考核"方式进行(见表5-12)。

表 5-12　课程考核方式

学期	达标考核项目	对应课程	认定机构
1	劳动技能	劳作课程	系团委
	钢笔字	书法	
	粉笔字	书法	
2	毛笔字	书法	系团委
	儿童简笔画	美术	艺术系
	儿童舞蹈	舞蹈	
	儿歌弹唱	儿歌弹唱	
3	讲故事	口语	基础部
4	婴幼儿亲子活动设计与组织	婴幼儿亲子活动设计与指导	学前系
	婴幼儿家庭教养指导	婴幼儿家庭教养指导与咨询	
	项目设计与实施	项目课程	
	阅读与思考	阅读课程	基础部

续表

学期	达标考核项目	对应课程	认定机构
5	婴幼儿行为观察与记录	婴幼儿行为观察与记录	学前系
6	毕业设计	毕业设计	

三、基于岗位情境的课堂教学形式

教学组织形式是师生为了完成相应的教学任务，在学习教学内容的过程中按照一定的组织进行教学活动的建构。教学组织形式将随着社会各方面的发展及对培养专业人才要求的不断提高，进行不断发展和改进。在教学史上先后出现的影响较大的教学组织形式有个别教学制、班级授课制、分组教学制、道尔顿制等。[①] 教学组织形式是提高教学效果的重要条件，高职院校教学组织形式应秉承职业教育"需求驱动"的教育理念，贯彻工学结合、教学做合一的教学指导思想，充分满足师生和工作岗位需要。课堂教学是教学组织中的一种主要形式，也是教育教学普遍使用的一种手段，它是教师给学生传授知识和技能的全过程，是班级授课制的具体体现。课堂教学形式在结合需求和实践选择上会采用讲授、问题探究、练习实践等形式，以实践工作岗位任务为教学项目，培养专业人才职业综合能力，体现教学实践性、开放性、职业性，推进托育服务专业人才职前教育课堂教学及实践教育改革，实现高素质技术技能人才的培养目标。课堂教学形式主要有以下三种。①讲授式，教师主要运用语言讲解的方式系统地向学生传授科学知识，传播思想观念，形成专业知识体系，发展学生思维能力和智力。②问题探究式，由教师或教师引导学生提出问题，在教师组织和指导下，通过学生比较独立的探究和研究活动，探求问题答案而获取知识、提升能力。③练习实践式，通过课堂内外的练习、实习、实践等以学生为主体的实践性活动，帮助学生巩固、丰富、完善所学知识，培养学生解决问题的能力，提高岗位实践能力。[②]

在基于岗位情境的课堂教学形式上，培养学生的专业情怀与信念、创新精神与理想及自我学习与发展是教育教学的目的。因此，课堂教学中需要克服以往重理论讲解轻实践训练、重课堂讲授轻项目练习的问题。应强调"理论够用为度"的原则选择专业相应知识，依据"即学即用"的原则安排教学顺序，以模块导向项目教学为具体形式，对应工作岗位设计若干典型性的项目，将知识点按模块梳理作为实践训练的知识支持安排在具体的项目任务中，通过一系列的项目设计让知识点在"做中理解和完成"。下面将以"婴幼儿亲子活动设计与组织"中的"0～6个月婴幼儿亲子活动的设计与试教"模块内容作为案例，分析具体做法（见表5-13）。

---

① 马劭麟：《普通高中"走班制"教学初探》，载《甘肃教育》，2016(4)。
② 李秋实：《论职业院校理论教学与实践教学的关系》，载《职业》，2017(12)。

表 5-13　0～6 个月婴幼儿亲子活动的设计与试教

专业	婴幼儿托育服务与管理专业
课程	婴幼儿亲子活动设计与组织
课程模块	婴幼儿亲子活动的设计与指导
对接岗位	托育机构教师
对接典型工作任务	教育活动的计划与实施
课程具体内容	0～6 个月婴幼儿亲子活动的设计与试教
课堂教学形式	练习实践式
课堂教学组织	小组合作、独立工作
课堂教学流程	1. 基于工作任务，提出项目教学任务 2. 设计 0～6 个月婴幼儿亲子活动并组织实施 3. 组建项目小组，制订项目实施计划 4. 采用小组形式，按照个性特点、学习特点形成互为补充的协作小组；针对项目教学任务，收集信息、小组讨论、制订方案；组员分工明确，教师指导协调答疑 5. 分头执行任务，实施项目教学方案 6. 按照小组分工，组员各司其职，按照方案执行信息收集、活动设计、教具设计、实施活动，按照集体智慧设计活动，人人试教 7. 试教活动展示，汇报评价项目成果 8. 以小组为单位对集体完成的项目教学成果进行展示，采用小组推荐或教师抽签形式让小组成员将设计的 0～6 个月婴幼儿亲子活动进行现场试教并说课，小组成员进行自评反思，其他小组成员进行评价，形成自评与他评相结合 9. 教师点评总结，概括任务核心内容，教师针对各小组完成情况作点评和总结，指出问题所在及需改进的地方，观察发现学生优势与不足，对 0～6 个月婴幼儿亲子活动核心内容和经验进行总结概括，提升学生知识经验与能力水平 10. 成员总结经验，再次练习并评价 11. 上一轮他评自评并教师点评总结后，小组成员总结个人存在问题及反思经验，再次练习实践，通过录制视频等方式上传学习平台，小组成员及教师再次评价，达到反思再提升经验水平的目的
课堂目标考核要点	1. 0～6 个月婴幼儿亲子活动设计要素完整、格式正确 2. 目标符合婴幼儿发展特点，并能将 0～6 个月婴幼儿保教活动目标渗透到亲子活动中 3. 亲子活动符合该月龄段发展需求，具备趣味性、生活性 4. 活动试教自然大方，具有亲和力 5. 能结合活动需要制作相应教具和材料
资源条件	教室、图书室、综合情境实训室

四、基于职业能力形成的实践教学策略

自国家三孩政策放开，0～3岁婴幼儿增多，托育市场资源不断扩大，快速发展的托育市场需要托育服务人员质量能迅速跟上，这不仅包含社会对合格托育师数量的需求的迅速增长，也包括对质的需求的日益提高。近年来增长迅猛的专科层次托育机构服务人员的培养规模导致婴幼儿托育服务与管理专业、相关早期教育专业专科毕业生和在校生人数远远超过本科层次，占据了托育机构服务人员职前教育大半江山。托育相关专业职前教育的目的是保证专业学生零距离上岗，既重视教师教育素养积累也强调教学技能实践。[①] 实践教学是托育服务专业人才培养过程中教学体系的重要组成部分，是职前培养人才形成教育教学能力的核心环节，也是专业人才理解教育现实、亲历教育实践、掌握教育实践技能、生成教育理解的过程，对托育机构服务人员专业化培养具有重要意义。《托育机构保育指导大纲（试行）》明确指出"托育机构为3岁以下婴幼儿提供科学、规范的照护服务，促进婴幼儿健康成长"。这就需要培养的专业人才将早期教育理论与保教实践相结合，突出保教实践能力。但受到实践条件与人力因素影响，当前高职高专托育相关专业实践教学状况不容乐观，存在人才培养园校模式构建不健全、专业学生发展与行业需求不对应、专业实训质量与培养目标不匹配三个方面的问题。托育机构服务人员职业具有学术性与师范性，既需要具备托育机构教育活动学科知识，也需要具备教育的学科知识。学术性是托育机构服务人员在婴幼儿照护活动方面表现出来的专业或水准；师范性与托育机构服务人员职业活动直接相关，如教师职业道德、早期教育理论知识、早期教育教学技能、早期教育教学能力与组织管理能力等。托育机构服务人员职业特点决定各专业院校人才培养须紧扣工作岗位需求，当前各专业院校在人才培养过程中，开始重视园校模式构建，即托育机构、学校共同培养托育服务专业人才，但大多表现为简单地将托育机构视为学生实习的实践场所，园校模式构建需要在人才培养实践上有所突破、完善健全，才能解决专业人才培养问题。托育机构教师不仅研究婴幼儿身体发展规律，而且研究婴幼儿心理等各方面发展，儿童身心发展是协调一致的，因此托育行业需求以儿童发展为本，重视培养儿童好奇心、探究精神，重视提高儿童学习的乐趣和兴趣，注重提高儿童学习的能力，注重儿童可持续发展品质的培养。需要托育机构服务人员树立正确儿童观、教育观，成为儿童的倾听者、观察者、支持者和引导者。但专业理论与实践不一致、专业学生量大致使实践教学未落实的现状，导致专业学生发展与行业需求脱节。20世纪90年代初，能力本位的人才培养模式被引入我国的职业教育领域，继而推向教师教育领域，把对能力的培养作为教师教育教学的根本目标，把专业学生形成的能力高低作为教师

---

① 杨丽、贺永琴、翟理红：《学前教育专业"三景·三级·四共"实践教学体系的构建与实施》，载《中国职业技术教育》，2018(36)。

教育水平的衡量尺度，将能力本位作为教师教育教学改革的基本价值取向，从而实现教师教育教学改革的有效性。托育机构服务人员职业能力需要对应专业课程，在课程实施中通过适宜的实训环节去培养与训练。但专业课程学科体系特点明显，对于专科层次学生而言，理论知识偏多偏深、"学""用"脱节严重、实践课程不足及实训项目与内容选择不科学等问题导致实训质量与人才培养目标不匹配。针对托育服务专业人才培养过程实践教学中普遍存在的上述问题，基于职业能力形成以下实践教学策略。

（一）以"校内三景实训室＋校外层级托育机构"形式解决学生实践量大与行业容量有限问题

校内通过政府投入、学校自建、企业援建，共建公共实训平台，契合托育机构教师岗位职业能力标准，建设卫生保育实训室、营养膳食实训室等仿真体验性实训室和附属托育园等综合性情境演练室；校外通过学校援建、托育机构自建、政府投入等方式，建成校外市级托育机构、区域托育机构产学研实训基地，缓解学生实践量大与实习容量有限之间的矛盾，也创新性地改变了以往实习基地选址仅限于中心城区且场地有限的现状，将学生实习场域扩展至小区家庭式托育机构，满足学生的实践需求，促进托育事业的发展。[①] 基于职业能力，为实施实践教学提供可靠的现实依据，将职业能力与典型工作任务进行对接，根据典型工作任务要求，确定课程目标，涵盖其职业能力的培养，打破传统课程和学科的对应关系，将工作任务转化为学习任务，实现从学科逻辑体系向技术逻辑体系的转变。依据托育机构教师职业能力设置匹配校内实训室，为学生创设真实职业体验情景，帮助学生迅速适应职业岗位要求。

表 5-14　职业能力对应设计实训室

职业能力	对应设计实训室
环境创设能力 教育活动组织能力 家庭教育指导能力	综合情境实训室 附属托育园
生活保教能力	保育实训室 营养膳食实训室
观察评价能力	情境观察室 附属托育园
反思学习能力 发展能力 社会能力	社会实践场

---

① 杨丽、贺永琴、翟理红：《学前教育专业"三景·三级·四共"实践教学体系的构建与实施》，载《中国职业技术教育》，2018(36)。

(二)以"双园互动"形式解决学生实习实践与行业需求衔接不充分问题

充分利用调研数据信息，结合实际分析，以院校专业人才培养目标为导向，实施"双园互动"，即"校中园"和"园中校"的双向互动，掌握行业对托育服务专业人才的需求情况，找准人才培养的定位，提高学生的核心专业素养。"校中园"在校内将学校附属托育园、职业文化体验园等资源有机整合为一体，搭建专业人才职前职业岗位体验性学习平台；"园中校"让专业人才在不同的学习阶段深入托育机构实践，进行理论学习的深化和思考，提升文化素养和专业能力。

(三)以专业课程实践情境化解决专业实践质量与培养目标不匹配问题

课程实施过程中采用情境化教学把课程内容置于具体的教育活动情境中，通过创设实际工作场景，以直观形象的方式带领学生置身于职业工作场体验，激发学生学习兴趣的同时，加强学生对职业岗位的熟悉程度。采用专业课程实践情境化的方式既能让学生最大限度地自主投入学习，又有利于培养学生的实践能力，达到课程能力培养目标。以"亲子阅读活动设计与实施"课程内容为例，专业课程实践情境化可从以下三个方面设计。①网上课堂，前置探索；教师发布导学任务，上传教学资源，采用线上模式，组织讨论。教师用问题导入形式，投放课前讨论，如你看过的图画书当中，印象最深的是哪一本呢？以一本图画书为例，如何设计亲子阅读活动呢？此外，投放关于早期阅读的核心经验讲解及亲子阅读活动设计要点的微课，学生采用自学、互动交流形式进行课前学习，激发对此环节内容学习的兴趣。②校内课堂，协作研讨；教师进行网上课堂学习反馈，设置教育活动场景，分配托育机构现场角色，针对网上学习问题重点讲解，如以一本图画书为例分析图画书的主题，针对重点页面、难点页面，进行交流和讨论，教师引导学生深入分析，主要解决学生在学习过程中遇到的难点、盲点及共性问题。依据角色互动，解决问题。最后，教师作课堂总结布置课后作业。③企业课堂，综合实践；教师邀请托育机构服务人员到校内课堂，或观看托育机构服务人员组织活动视频进行学习研讨，或在学生实习期走进托育机构，针对本课程职业能力进行综合实践。同时，教师在学习后将学习要点在学习平台用作业形式推送，并附上亲子阅读活动教学案例等材料供学生进行巩固和复习，学生可在学习平台中提出疑问，教师针对问题进行答疑，解决学习中的个别问题。并通过教学实习实践形式进一步巩固理论学习知识，提升实践技能。在每个阶段均设计评价内容和标准，通过课程实践情境化构建起师生的多重联系，拉近教学与岗位的距离。

第五节　0～3岁婴幼儿托育服务专业人才的就业举措

在全球经济高速发展的今天，职业教育已经成为人才培养的重要形式，这源于职业教育的精细化、专业化和职业化。职业教育的目标很明确，就是让学生满意就业。职业教育面向人人、面向社会的发展方向，并且以服务为宗旨、以就业为导向。理实一体化课程让学生理论联系实际，理论转化实践，校企合作模式让学生在真实的工作环境中储备知识、积累实践经验，并参与到实际工作中，体验工作的内容和价值。在学习的过程中，就业教育贯穿职业教育始终，就业指导、就业护航等举措都是以学生的就业满意为目标的。因此，让学生满意就业已成为职业教育的首要目标。

一、协同企业培养订单式人才

随着社会市场发展需要及家庭对托育服务关注度的提高，单一的托育服务专业人才的培养模式已远远不能满足行业的需求，校企协同培养订单式人才越来越显示出其独特的优势，可解决由于校内教学场地、实训设备不足带来的弊端，为在校专业人才提供实操实练的机会，强化知识的运用与技能的练习。经订单式培养的在校学生毕业后可直接进入托育机构实习上岗，在一定程度上解决托育机构师资不足用人难的问题，也缓解了高职院校学生就业困境。

（一）培养对象

托育机构与贵阳幼儿师范高等专科学校签订婴幼儿托育服务与管理"订单式"培养方案，择优选拔专业 36 名学生组建成一个订单班，其中男生 2 名，女生 34 名，年龄 20～22 岁。选拔标准有：①学习态度认真端正，热爱托育服务事业；②学习综合成绩平均学分绩点在 4 以上者；③奖学金或技能大赛及学校其他奖项获得者优先。

（二）培养方法及内容

组建校内、行业师资团队，成立订单班教学指导委员会，下设订单班教学小组，负责订单班教学改革、实习实训。校内、行业师资团队定期进行系统培训和考核，以保证授课质量。托育机构与专业团队充分讨论后，共同制订人才培养方案。结合托育机构岗位工作能力要求，秉承"能力为重，课岗对接"的理念，提出"一二三"梯进式全程实践教学模式，即通过"一看、二配、三顶岗"的梯进式全程实践课程全面培养托育服务专业人才的实践能力。在校第一学期，学校负责公共基础课的学习，托育机构负责体验交流培养托育事业情怀。从在校第二学期开始进行人才遴选，最终签订订单式书面培养协议。为学生设计"五大模块"梯进式实践课程，即婴幼儿保育见习、婴幼儿行为观察实习、托育机构保教活动实习、托育机构跟岗实习、托育机构顶岗实习。实践课程采用每周 3＋2 的方式进行，3 天时间在学校由校内、行业教师授课，2 天时间在托育机构实践，教师指导。第五、第六学期根据托育机构需求安排实习跟岗、顶岗，并择优签订就业协议。

（三）教学内容

教学内容是构建人才培养模式的基础和重要内容。订单式人才培养主要以培养"保教兼备、素能并进"的高素质技术技能人才为目标，突破以往教学中理论与实践分段实施的界限，改革后实施理论与实践课程交叉进行，将教学与岗位所需相结合，重点突出"课程思政与思政课程同向同行"的专业特色，结合托育机构服务人员角色的特殊性，将"五心、五勤、三职"融入专业课程教学内容。"五心"即爱心、责任心、耐心、细心、平常心，"五勤"即眼勤、脑勤、手勤、嘴勤、腿勤，"三职"即教师、妈妈、朋友三种身份。同时，课程教学内容融合"1＋X"幼儿照护职业技能考证安全防护、生活照护、日常保健、早期发展模块内容。通过在学校学习、在职场涵养提升学生职业素养。经过改革，实践课程课时数占总课时比例为59.5％，"1＋X"幼儿照护职业技能考证模块内容融入课程比例达100％。

（四）培养考核

依据《托育机构保育指导大纲（试行）》指导文件要求，结合《幼儿照护职业技能等级标准》，在学校、行业专家指导下由校内、行业师资团队设计理论知识测试，利用学校机房软件和设备等，按照任务要求进行上机考试。理论知识考试时间为90分钟，考试总分为100分。在规定的时间内完成考试，系统自动评分，机考阅卷，按照统一评分标准对考生评分。合格分数线为60分，低于60分的不合格。内容主要包括0～3岁婴幼儿早期发展教育理念、身心发展特点、生活护理要点、安全防护原则要求、教育活动设计实施原理、环境创设理念策略等。实操技能考试按照任务要求，采用现场操作的方式进行，考生按确定的顺序依次进行实操考试，必须在规定的时限内完成，考评员根据考试情况，按照统一评分标准对考生打分。考试时间为20分钟（2个操作），备考时间不超过30分钟。考试总分为100分。实操内容主要包括婴幼儿常见意外伤害现场救护、婴幼儿生活照护指导、婴幼儿日常保健指导、亲子活动设计与实施等。考核结束后，合格者颁发学校、行业联名托育服务专业人才订单式培养结业证书。依据订单式人才培养协议要求，确定考生的就业。托育服务专业人才"订单式"培养模式是托育服务专业人才培养新模式的探索，有利于职业院校专业特色优势的发挥，完善专业人才培养方案的知识与技能结构，提高专业学生的综合专业水平。同时，也为提高托育机构服务质量做好充分的人才储备与智力支持，是培养院校、托育机构结合市场快速发展的需要，值得进一步深入拓展和研究完善。

二、入职教育综合化

托育服务专业人才职前培养将实现从专业学生到职业角色的认知转换，需要经历职前认知适应期。这个适应期是影响其职业倾向和决定其专业素质的关键期。入职教育是专业学生对专业认知和专业实践的适应，要求专业学生在学校有序的组织下按照人才培养方案进行专业学习。通过一系列综合活动的开展培养专业学生专业情意，塑造专业认知，在实际的教学情境中开展"做中学"，逐步体会并熟练掌握教育实践活动。其中，教学条件设备、专业信息资源、专业学生群体、实训场景和教学活动、托育机构等都是面向专业学生开展入职教育的最佳资源。入职教育中，一方面，学校和托育机构为专业学生提供教学支持和实践条件，是培养专业人才的主体，在培养专业学生胜任工作岗位能力方面承担着独特的和不可替代的作用。另一方面，对专业学生入职教育的重视体现了学校和托育机构对专业的重视，表达了对专业学生未来发展的支持，有利于激发专业学生的自我发展意识，培养他们对托育服务事业的认同感、归属感和责任感，有利于促进专业建设的整体发展。① 入职教育综合化体现托育机构服务人员培养的综合性、实践性、特殊性，因其职业面向对象的特殊性，理应从师德素养、专业情意到知识能力进行全面理解和落实。

（一）五位一体，师德生态养成教育新路径

师德是教师职业道德和专业道德结合的根本，也是教师立业所在。托育服务专业学生未来职业岗位工作对象是婴幼儿，是孩子离开父母亲近的第一人，也是孩子的第一位老师。因此，学校在育人过程中应以培养"四有好教师""四个引路人"为标准，实施"课程思政、师德体验、三节竞妍、讲堂文化、公益行动"五位一体师德养成教育。"课程思政"是将思政教育融入课程、课堂和教师，对专业学生实施全面的社会主义核心价值观引领；"师德体验"是建设师德体验馆，采用生命叙事与现代信息技术相融合，让学生置身于一个充满趣味性的知识世界，通过听、说、做、思及对话将"四有好老师"变得鲜活而更具学习性；"三节竞妍"是学校每年开展技能节、文化节、感动节，营造工匠精神、传承经典、感恩之心的文化氛围；"讲堂文化"是将大师、地方文人和行业能人请进校园，与学生零距离精神交流；"公益行动"是学校将专业学生的公益行动纳入毕业要求之中，要求学生进校即开始一项为他人或社区持续一年以上的服务计划，如在社区为家庭做教育咨询的义工、到乡村园为留守儿童读书的志愿者。

（二）实行双导师职前职后贯通，助力专业学生持续发展

根据职前职后托育机构服务人员的培养需要及双导师的新内涵，重点体现职前职后的师资融合，交叉引领，校内专任专业教师指导职前培养的课程，托育机构服务人员承担职前专业实践核心课程，双导师共同指导职后专业发展。托育机构和高校合作培养教师走上规范化的轨道，不仅为高校教师和托育机构服务人员提供了对话平台，更有利于专业学生入职适应及持续的专业化发展。具体实施过程如下：每位学生由一名校内专任教师和一名托育机构服务人员共同指导。在校期间由专任教师指导学业发展，托育机构导师指导实践技能。入职以后，专任教师定期进入托育机构对专业学生进行实地指导，托育机构导师通过网络平台随时解决专业学生在工作中遇到的问题，共同助力学生入职适应及持续化专业发展。

（三）体系重构，对接职业岗位特点设计实践教学

入职教育为拉近专业学生在校学习与工作岗位的距离而服务，课程体系作为人

---

① 闵杰：《新教师校本入职教育研究》，载《产业与科技论坛》，2013(6)。

才培养方案的主要内容,《教育部关于职业院校专业人才培养方案制订与实施工作的指导意见》对其规范性、合理性提出了专门要求。依据国家职业教育的内容及要求,托育类相关专业如何找到破解制约专业教学发展及专业人才培养目标实现的突破口,培养高质量托育机构服务人员,是每所举办专业的院校必须思考并着力解决的课题。针对于此,各培养院校应充分发挥各自在托育服务教育领域的特色人才培养及与行业企业长期深度合作的优势,主动打破传统的课程体系,进行专业实践教学体系的系统改革,推动专业设置与产业需求对接、课程内容和职业标准对接、教学过程与生产过程对接、毕业证书与职业资格证书对接、职业教育与终身学习相对接。通过专业课程体系改革与实践推动专业教学从学科本位向能力本位转变,以培养学生职业能力为导向,完善入职教育的适切性,重点培养学生的职业实践能力。[①]

专业学生进校即开展入职教育,第一学期开展职业启航计划,认识托育机构,以感知职业,初步认识托育机构,增进职业认同感,增强专业学习兴趣为主要入职教育目标。第二学期至第四学期开展职业扬帆计划,以专项活动作为实践内容,掌握活动方法技能作为入职教育目标。第五、第六学期开展职业腾飞计划,以工作岗位任务作为实践内容,以职业活动综合练习与强化作为入职教育目标。专业学生能够在托育机构导师指导下独立组织活动,开展保教工作,根据婴幼儿个性发展特点与家长沟通,指导家长科学教养。实现毕业能就业,为进一步的专业发展奠定基础。

三、保障就业渠道多元

就业是最大的民生问题,当代高职院校专业学生的就业在面临前所未有的机遇的同时,也面临着来自各方面的挑战。社会职业构成发生了重大变化,新的职业群体开始形成,灵活多样的就业形式迅速兴起,伴随着时代的发展,"新就业形态"正逐渐脱颖而出。大众创业、万众创新也带动越来越多的新兴产业如雨后春笋般生长,创造着前所未有的新职业、新工种,不断拓宽着就业领域,刷新着人们对职业的认知。这些新职业意味着更多的就业渠道,意味着不用拘泥于固化的工作体验,广大职业院校专业学子可以在更广阔的社会舞台上大展身手。当然供需矛盾突出、学历层次要求高、竞争上的不公平等因素意味着就业观念的激烈碰撞。因此,院校毕业学生要认清当前的就业形势,积极转变就业观念,树立正确的择业观,调整就业行为态势。

在国家实施积极的就业政策及中央财政大力投入资金用于扶助和促进就业的背景下,专业人才在职业选择上更加多元化。由此,应指导专业人才在打破行业界限和地域界限寻求就业途径的同时,可以通过自主创业来开辟就业渠道。各培养院校应坚持"以服务发展为宗旨,以促进就业为导向"的指导精神,采用多元化多渠道的

---

①　赵建:《新常态下高职人才培养创新模式研究》,载《高等职业教育探索》,2017(4)。

方式推进就业工作的开展，同时在就业改革的大背景下，抢抓机遇，使就业工作紧密围绕学校办学思想，推动就业工作有序、有质进行。贵阳幼儿师范高等专科学校在加强专业学生就业创业方面实施了以下举措。

(一)建立健全就业工作机制

深化"三全"模式(全员参与、就业工作教师全过程参与指导、就业工作对全体学生全面指导)的工作思路，细化就业工作指导，建立与用人单位合作的长效机制，稳定省内就业市场，拓展省外就业市场，将就业工作由注重就业数量提升到注重就业质量。建立以学校(学院)书记、校长为组长，其他校领导为副组长，所有中层干部包班的工作新局面，出台学校(学院)毕业生就业工作方案，在过程中建立各二级系、部就业工作联动机制，实现资源共享，交流工作经验，联手做好毕业生就业工作。各系、部成立由主要负责人任组长，副职领导任副组长，学生科科长、教研室主任、辅导员为成员的毕业生就业工作小组，加强对就业工作的组织和落实。实施就业工作月报制度。采取中层干部包班的方式，对各系、部的就业工作开展、就业工作任务完成、招聘会组织、就业指导、各专业就业率等情况进行统计，定期上报校领导，增强系、部教职工的紧迫感，营造一个人人关心、支持和参与就业工作的良好氛围。充分利用就业平台掌握就业信息数据，调整就业工作思路和方式。

(二)加强毕业生就业指导，创新创业学分互认

学校开设职业生涯规划课程，计算相应学分。对专业学生一年级进行学业规划，二年级进行职业规划，三年级进行生涯规划，并以创新创业项目课程为载体，为毕业生提供就业政策、知识、技巧培训服务，内容涉及就业政策、职业知识、就业形势、就业渠道等，帮助毕业生建立科学的职业观、择业观、就业观，打造就业内驱力。

(三)健全和完善就业创业指导与服务体系

学校定期或不定期举办就业指导讲座，邀请学校优秀毕业生、行业优秀人才、学校就业创业导师等，通过讲述自己的求职、创业故事，结合毕业生就业、创业中常见的问题，进行针对性的指导。同时，充分利用网络平台提供就业信息化服务，通过就业信息服务体系——学校官方网站、就业子网站、微信、QQ等平台提供就业信息服务。在服务过程中，坚持不断完善就业指导服务体系，为专业学生就业做好指导工作，为毕业生准备《就业与创业指南》《就业与创业指导手册》《就业政策选编》等手册，指导毕业生填写就业推荐表、就业协议书，说明讲解报到证的使用，做好国家、省、市相关政策的宣传，鼓励毕业生积极就业和尝试创业。

(四)加强对外联系，巩固和扩大就业市场

学校应广泛联系专业对接的行业、企业，加强专业学生与用人单位的联系，提供平台让用人单位与学生能更好地面对面沟通，给学生就业创造良好机会，为专业学生拓宽就业选择范围。针对建档立卡学生，按照国家、省、市关于加大对就业困难毕业生帮扶力度的相关文件规定，实行师生"一对一"的帮助指导，同时推荐就业困难的毕业生到用人单位。

在扩大就业渠道、促使就业多元化方面，学校整合各方资源，多管齐下，为毕业生提供全方位立体化的就业创业指导服务。一方面，继续提高就业指导水平和服务能力，增强就业指导工作的针对性和有效性。加强信息平台建设，保障网上信息交流为主的无形就业市场的建设，提高信息服务水平，为毕业生提供更完善的就业服务。另一方面，丰富就业、创业指导服务，构建以提高实践能力为核心，以全面提升学生就业素养为目的的活动模式。如开展生涯规划比赛、素质拓展训练、实践观摩比赛及专题互动式论坛、模拟创业活动等，让学生在活动中转变就业创业观念、培养自身的职业生涯规划意识、提高自己的就业和创业能力。此外，积极开展创新创业教育工作，将创新精神、创业意识和创新创业能力的培养融入人才培养的全过程中，努力培养造就"大众创业、万众创新"的生力军，推动专业学生更高质量创业就业。[1]

---

[1]　沧浪：《以创新创业推动创新型人才培养——浅谈高校创新创业教育》，载《中国研究生》，2017(1)。

参考文献

[1]刘金花. 儿童发展心理学[M]. 上海：华东师范大学出版社，2013.

[2]翟海魂. 发达国家职业技术教育历时演进[M]. 上海：上海教育出版社，2008.

[3]周念丽. 0～3岁儿童心理发展[M]. 上海：复旦大学出版社，2013.

[4]华怡佼. 我国"二孩政策"下0～3岁儿童公共托育服务供给体系研究——以上海为例[D]. 上海：上海师范大学，2018.

[5]王娜. 幼儿园教师性别失衡的社会学研究[D]. 福州：福建师范大学，2012.

[6]白凤臣，马文姝. 成果导向教育在高职热能专业教学设计上的应用[J]. 哈尔滨职业技术学院学报，2017(3).

[7]曹元军. 高职院校专业群的质保体系建设[J]. 中国职业技术教育，2017(26).

[8]陈娇英. 基于成果导向的汽车智能技术专业诊改研究[J]. 南宁职业技术学院学报，2019(5).

[9]陈园园，陈恩伦. 托儿所的法律性质及政府监管[J]. 法学教育研究，2019(1).

[10]程新治. 高校教师可持续发展能力建设刍议[J]. 教育发展研究，2006(11).

[11]邓祥元，高坤. 新形势下如何提高博士生培养质量[J]. 教书育人：高教论坛，2011(9).

[12]冯晓霞. 幼儿园教师的专业知识[J]. 学前教育研究，2012(10).

[13]洪秀敏，朱文婷，赵思婕. 青年父母婴幼儿照护支持与养育压力研究：基于全国13个城市的调研数据[J]. 中国青年社会科学，2020(2).

[14]华诗涵，刘馨. 婴幼儿托育服务机构从业人员队伍建设经验及启示——以上海市、南京市为例[J]. 幼儿教育(教育科学)，2019(9).

[15]蒋丽. 谈营口市物流产业人才培养需求与定位[J]. 辽宁师专学报(社会科学版)，2016(6).

[16]雷芳. 长株潭三市普惠性民办幼儿园建设存在的问题与对策建议[J]. 学前教育研究，2014(11).

[17]李秋实. 论职业院校理论教学与实践教学的关系[J]. 职业，2017(12).

[18]梁慧娟. 改革开放40年我国学前教育事业发展的回望与前瞻[J]. 学前教育研究，2019(1).

[19]吕苹. 论学前教育的公共性[J]. 教育发展研究，2014(4).

[20]庞丽娟，王红蕾，冀东莹，等. 有效构建我国0～3岁婴幼儿教保服务体系的政策思考[J]. 北京师范大学学报(社会科学版)，2019(6).

[21]皮江红. 高等职业教育发展的新理念[J]. 职教通讯，2016(19).

[22]秦旭芳. 0～3 岁婴幼儿早期发展、托育服务是保教还是教保？[J]. 教育家，2019(31).

[23]王贡献，沈发治，王如荣. 高职院校内部质量保证体系中诊改标准体系的构建[J]. 江西电力职业技术学院学报，2018(5).

[24]王海英. 公益性、普惠性、科学性——新政策背景下的幼儿园新文化建设[J]. 幼儿教育，2011(Z6).

[25]肖俊华，尹高飞. 国家骨干高职院校专业核心课程标准建设探索[J]. 北京劳动保障职业学院学报，2012(2).

[26]薛琪薪，吴瑞君. 上海市 0～3 岁婴幼儿托育服务供给现状与社会政策研究[J]. 上海城市管理，2019(3).

[27]杨菊华. 理论基础、现实依据与改革思路：中国 3 岁以下婴幼儿托育服务发展研究[J]. 社会科学，2018(9).

[28]杨菊华. 新时代"幼有所育"何以实现[J]. 江苏行政学院学报，2019(1).

[29]杨丽，贺永琴，翟理红. 学前教育专业"三景·三级·四共"实践教学体系的构建与实施[J]. 中国职业技术教育，2018(32).

[30]杨丽，朱明瑶，尹毅. 月嫂陪护对婴儿健康影响的调查分析[J]. 护理学杂志，2011(18).

[31]张海燕. 基于早教机构调研基础上早期教育人才培养的思考[J]. 赤峰学院学报(哲学社会科学版)，2020(11).

[32]张晖. 论应用外语(英语＋老挝语)专业职业能力与课程设置[J]. 校园英语，2017(39).

[33]赵建. 新常态下高职人才培养创新模式研究[J]. 高等职业教育探索，2017(4).

[34]纪秀君. 托育服务如何走向规范多元——婴幼儿早期发展、托育服务与家庭育儿支持论坛观察[N]. 中国教育报，2019-07-21.

[35]熊晓晓，程云飞. 生育转变中的性别平等理论及其启示[N]. 中国妇女报，2019-09-17.

[36]余嘉熙. 供需矛盾突出 托育行业亟待打破发展困局[N]. 工人日报，2019-08-28.

附录

以下参考文件由贵阳幼儿师范高等专科学校提供，供有需求的读者扫码阅读。

医药卫生大类婴幼儿托育服务与
管理专业 2022 级人才培养方案

保育与教育大类早期教育专业
2022 级人才培养方案

早期教育专业学生实习手册

"0～3 岁婴幼儿营养与喂养"
课程标准